中医药临床循证丛书（第二辑）

寻常痤疮

主编

李红毅（广东省中医院）

薛长利（Charlie Changli Xue，澳大利亚皇家墨尔本理工大学）

副主编

梁海莹（广东省中医院）

Meaghan Coyle（澳大利亚皇家墨尔本理工大学）

编委

广东省中医院（以姓氏笔画为序）

陈婧

郭新峰

澳大利亚皇家墨尔本理工大学

张林（Anthony Lin Zhang）

Shefton Parker

临床专家指导小组

杨柳（南方医科大学中西医结合医院）

人民卫生出版社

·北 京·

图书在版编目（CIP）数据

寻常痤疮 / 李红毅，薛长利主编 . —北京：人民
卫生出版社，2022.9
（中医药临床循证丛书）
ISBN 978-7-117-33319-1

Ⅰ.①寻⋯ Ⅱ.①李⋯②薛⋯ Ⅲ.①痤疮 —中医疗
法 Ⅳ.①R275.987.3

中国版本图书馆 CIP 数据核字（2022）第 111901 号

人卫智网	www.ipmph.com	医学教育、学术、考试、健康，
		购书智慧智能综合服务平台
人卫官网	www.pmph.com	人卫官方资讯发布平台

中医药临床循证丛书
寻常痤疮
Zhongyiyao Linchuang Xunzheng Congshu
Xunchang Cuochuang

主　　编：李红毅　薛长利
出版发行：人民卫生出版社（中继线 010-59780011）
地　　址：北京市朝阳区潘家园南里 19 号
邮　　编：100021
E - mail：pmph @ pmph.com
购书热线：010-59787592　010-59787584　010-65264830
印　　刷：三河市延风印装有限公司
经　　销：新华书店
开　　本：710×1000　1/16　印张：14
字　　数：214 千字
版　　次：2022 年 9 月第 1 版
印　　次：2022 年 10 月第 1 次印刷
标准书号：ISBN 978-7-117-33319-1
定　　价：52.00 元

打击盗版举报电话：**010-59787491**　E-mail：WQ @ pmph.com
质量问题联系电话：**010-59787234**　E-mail：zhiliang @ pmph.com
数字融合服务电话：**4001118166**　E-mail：zengzhi @ pmph.com

《中医药临床循证丛书》编委会

总策划

    吕玉波（广东省中医院）

    陈达灿（广东省中医院）

    Peter J Coloe（澳大利亚皇家墨尔本理工大学）

总主编

    卢传坚（广东省中医院）

    薛长利（Charlie Changli Xue，澳大利亚皇家墨尔本理工大学）

副总主编

    郭新峰（广东省中医院）

    温泽淮（广东省中医院）

    张　林（Anthony Lin Zhang，澳大利亚皇家墨尔本理工大学）

    Brian H May（澳大利亚皇家墨尔本理工大学）

顾问委员会

    陈可冀（中国中医科学院）

    吕爱平（香港浸会大学）

    Caroline Smith（澳大利亚西悉尼大学）

    David F Story（澳大利亚皇家墨尔本理工大学）

方法学专家组

卜兆祥（香港浸会大学）

George Lewith（英国南安普顿大学）

刘建平（北京中医药大学）

Frank Thien（澳大利亚莫纳什大学）

王家良（四川大学）

免 责 声 明

　　本专著致力于对古今最佳中医证据进行系统评价。我们将尽最大努力以确保本书数据的准确性和完整性。该书主要针对临床医生、研究人员和教育工作者。循证医学主要包括现有的最佳证据,医生的临床经验和判断以及病人的愿望这三方面。需要注意的是,本书提及的所有中医疗法并非被所有国家接受。同时,本书谈到的一些中药可能因为其存在毒性,或是濒危野生动植物种国际贸易公约严禁捕猎和采摘的动植物,现已不再使用。临床医生、研究者和教育工作者应遵循相关规定。患者参考本专著可向已获得中医执业资格证书的医生寻求更专业的意见和建议。

总主编简介
卢传坚教授,博士

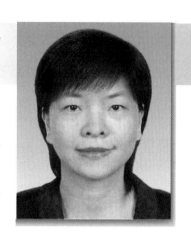

卢传坚,女,广东省潮州市人,医学博士,广州中医药大学教授、博士生导师,澳大利亚皇家墨尔本理工大学荣誉教授和博士生导师。首批全国名老中医药专家学术经验继承人,广东省"千百十"工程国家级人才培养对象。现任广东省中医院、广东省中医药科学院、广州中医药大学第二临床医学院副院长。兼任中华中医药学会免疫学分会主任委员,世界中医药学会联合会免疫学分会副会长,中国生物技术学会生物样本库分会中医药学组组长,广东省中医标准化技术委员会、广东省中医药学会中医药标准化专业委员会、广东省中西医结合学会标准化专业委员会主任委员等职务。

主持并完成国家中医药行业重大专项、国家"十一五"科技支撑计划等国家和省部级课题近 20 项。目前主持国家"十二五"科技支撑计划、国家自然科学基金、广东省自然科学基金团队项目等;主编出版《常见皮肤病性病现代治疗学》《皮肤病治疗调养全书》《中西医结合老年皮肤病学》*The Clinical Practice of Chinese Medicine:Urticaria*、*The Clinical Practice of Chinese Medicine:Eczema & Atopic*、*The Clinical Practice of Chinese Medicine:Psoriasis & Cutaneous Pruritus*、*Evidence-based Clinical Chinese Medicine:Psoriasis vulgaris*、《当代名老中医养生宝鉴》《慢性病养生指导》《中医药标准化概论》等专著 16 部;以第一作者及通讯作者发表相关学术论文 120 余篇,其中 SCI 收录 40 多篇;获得国家发明专利授权和软件著作权共 4 项,获省部级教学、科研成果奖共 11 项;曾荣获"全国优秀科技工作者""全国首届杰出女中医师""第二届全国百名杰出青年中医""中国女医师协会五洲女子科技奖临床医学创新奖""南粤巾帼创新十杰""广东省'三八'红旗手标兵"等称号。

总主编简介

薛长利教授,博士

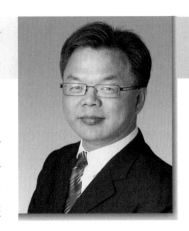

薛长利,澳大利亚籍华人,1987 年毕业于广州中医药大学。2000 年于澳大利亚皇家墨尔本理工大学(RMIT)获得博士学位。作为学者、研究员、政策管理者及执业中医师,薛教授有将近 30 年的工作经验。薛教授在中医药循证医学教育、中医药发展、临床研究、管理体系、政策制定及为社区提供高质量的临床服务中,起到了十分重要的作用。薛教授是国际公认的中医药循证医学和中西医结合医学的专家。

2011 年,薛教授被澳大利亚卫生部长委员会任命为澳大利亚中医管理局首任局长(2014 年连任)。2007 年,薛教授开始担任位于日内瓦的世界卫生组织总部传统医学顾问委员会委员。此外,2010 年 8 月至今薛教授还被聘为广东省中医药科学院(广东省中医院)的名誉高级首席研究员。

薛教授现任澳大利亚皇家墨尔本理工大学教授,健康及生物医学院执行院长。他同时也是中澳国际中医药研究中心联合主任及世界卫生组织传统医学合作中心主任。1995 年至 2010 年,薛长利担任皇家墨尔本理工大学中医系主任,开设了 5 年制中医和健康科学双本科和 3 年制硕士学位课程。现在该中医系的中医教学及科研发展已经处于全球领先地位。

薛教授的科研经费已超过 2 300 万澳大利亚元。这包括 6 项澳大利亚国家健康与医学研究委员会项目(NHMRC)和 2 项澳大利亚研究理事会项目(ARC)。薛教授发表高质量的科研文章 200 多篇,并经常应邀到众多国内外会议做主题演讲。薛教授在辅助医学的教育、科研、管理和实践方面已接受超过 300 家媒体的采访。

致　谢

非常感谢协助本书古籍文献评价工作的刘俊峰医生,协助现代文献筛选、数据提取和录入、文献翻译工作的杨贤平、周建伟、洪晓帆、周德俊同学,以及澳大利亚皇家墨尔本理工大学的王恺屹(Kevin Kaiyi Wang)博士和 Suzi Shu Yi Mansu 博士。

《中医药临床循证丛书》
总　序

中医药学是个伟大的宝库,也是打开中华文明宝库的钥匙。在现代医学日新月异发展的进程中,中医药学仍然充满活力,造福人类健康。根源于朴素唯物辩证论等中国古代哲学思想形成的中医药理论体系,本着"有诸内者,必形诸外"的原则,历经几千年诊疗实践的积累和总结,中医药学理论日臻完善,为中华民族几千年的繁衍生息做出了卓越贡献。在科学技术发展日新月异的当今,中医药国际化热潮方兴未艾,其疗效和价值正为世界越来越多的人所认识,中医药的国际化、现代化面临前所未有的机遇和挑战。

循证医学植根于现代临床流行病学,并借助近代信息科学的春风"一夜绿江南"。循证医学理念的提出已经在欧美等发达国家引起医学实践模式及观念的巨大变革:它使人们认识到,一些理论上应当有效,但实际上无效或弊大于利的治疗措施可能被长期、广泛地应用于临床,而一些似乎无效的治疗方法经大样本多中心随机对照试验(RCT)或 RCT 的系统评价后被证实为真正有效或利大于弊;这对医疗实践、卫生政策、健康普及宣教以及医学科研教育等方面产生了越来越大的影响。中医药理论体系的确立是立足于临床实践经验积累的基础上,中医药的临床与基础研究是基于临床疗效的基础上,这与当今循证医学理念有异曲同工之妙。循证医学强调基于最严谨的科学证据,将个人临床经验与客观研究结论相结合,指导医疗决策,开展临证实践,其理念的引入,是中医药学发展的新契机!我们相信,循证医学广泛应用于中医药临床实践与科学研究,会大力推动中医药走向世界。

循证医学核心的"三驾马车"还包括临床医生的经验和技能,以及对患者价值观和意愿的尊重;同时其证据系统不仅重视双盲 RCT,还包括观察性研究以及专家经验等多种类型的证据。临床医生进行循证诊疗时需要根据其可获得的"当前、最佳"证据进行整体把握,这对中医药学开展的现代临床研究尤其显得珍贵。中医药界对中医是否需要、如何进行循证医学研究有过激烈的争论。我们以为：循证医学对中医药是"危"亦是"机"，是中医药传承与发扬、现代化、国际化的必由之路；因为任何一门学科都需要与时俱进、不断扬弃才能自我更新、不断发展。古老的中医药学需要借助循证医学等现代研究方法学进行提高、助其去粗存精、去伪存真，我们也深信只有经过循证医学的洗礼，她才能获得凤凰涅槃式的重生与发展。

广东省中医院和澳大利亚皇家墨尔本理工大学合作，在中医药循证医学领域甘当排头兵，积极探索中医药整体证据的搜集、提炼、整理、评价方法，选择对人类健康影响重大且中医药治疗特色优势显著的 29 个疾病病种（首批），经过研究编撰形成中医药临床循证系列丛书，对于推动中医药循证进程将发挥重要作用。

本套丛书有三大特色，一是科学运用了整体证据的方法。中医药因为其自身的特色和发展阶段，现阶段高质量临床试验为数尚少，当前指导中医师实践的大多数信息是由古代名医专著、编撰教科书、撰写学术杂志报告的专家组意见，故此类证据的系统梳理与评价很关键，本书的"整体证据"包括了此类证据，及临床试验和实验研究的证据。这种"整体证据"的方法，综合各种类型和级别的证据，能够综合所有来源的可获得证据，权衡不同疗法的潜在风险与获益，以达到"最佳可获得的证据"，并将其提供给临床医生和医学教学人员，指引他们的诊疗行为，使全球患者获益。

丛书的另一显著特色是系统检索了古籍文献某病种的治疗措施，即古代治疗经验，并与现代的病种概念相印证，评价内容包括其使用历史、普及性及当前临床实践的相关性。这将为主要治疗措施的使用提供全面的文献材料，用于评价某种干预措施可能的长期安全性、治疗获益，并可为临床及实验研究提供方向。

丛书的第三个显著特色是同时提供中英文两种版本，故能使全世界的患者、中医执业者、临床医生、研究者和教学人员获益。

虽然目前中医药高质量的临床研究证据尚为数不多，仅靠阅读、参考本套丛书仍然难以体现循证实践的全部内容，但我们坚信，将所有证据系统总结、严格评价、定时更新的方法是循证中医药学迈出的坚实步伐。本书的策划者、总主编独具慧眼,希冀能借助循证医学之东风,助推中医药学完成系统整理、分清泌浊、传承更新之壮举。余深以为然,故乐为之序。

中国科学院院士

中国老年学学会名誉会长　陈可冀

中国中西医结合学会名誉会长

2016 年 6 月

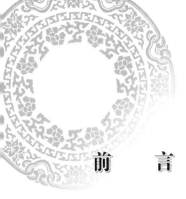

前　言

20世纪后期,越来越多的国家开始接受和使用中医(包括针灸和中药)。同时,循证医学的发展和传播为中医的发展提供了机遇和挑战。

中医的发展机遇体现在循证医学的三个重要组成部分:现有的最佳证据,医生的临床经验和判断以及病人的愿望。以病人为本的思想反映了古今中医治病救人的本质。然而,中医的发展也存在不少挑战,尽管中医治病已有两千多年的悠久历史,但目前仍缺乏高质量的临床研究证据支持。

为了解决这一问题,我们需要从现有的临床证据中寻找高质量的临床证据,同时有效地利用这些证据评估中医治病的有效性和科学性,从而推动中医循证实践的发展。

随着中医循证实践的发展,我们需要一些专著,它们可以通过现有的最佳证据对中医治疗临床常见病进行系统和多维的评估从而指导临床实践和教学。现代中医立足于古籍和古代名医专著以及国医大师的临床经验,同时在临床和实验研究中不断摸索、开拓与创新,从而验证和完善祖国医学的精粹宝库。

中医治病强调"整体观",我们通过对这些"整体证据"中的各类型证据进行综合分析和评估,为医生的临床决策提供可靠依据。

本书的"整体证据"包括两个重要组成部分。第一部分是现代教科书和临床指南专家共识制定的疾病诊断、鉴别和治疗意见,从宏观的角度认识和了解该病的现状。第二部分是古代证据的检索、整理、评价和推荐。我们根据该疾病的相关中医病名或症状体征在逾千本中医古籍中进行了检索,检索结果提供了古代该疾病的病因、病机和治疗等信息,并揭示了古代和现代对疾病认识和医疗实践之间的连续性和不连续性,可为未来的研究提供方向和依据。

本书的核心内容是对现代中医临床研究证据质量的评估。我们使用 Cochrane 协作网制定的方法对现有的中医研究进行系统评价,例如对随机对照试验(RCT)的研究结果进行 meta 分析。同时,通过对研究中出现的中药、方剂和针灸穴位及疗法进行统计分析,我们发现了中医疗法与现代临床之间的联系,例如哪些疗法在治疗某类疾病时与单用西药比较疗效较好。除随机对照试验外,我们还对非随机对照试验和无对照研究进行了统计分析,这在一定程度上扩大了中医研究证据集。同时,我们对使用频次最高中药的临床前实验研究进行了文献整理,以探讨其在疾病治疗中的作用机制。

这种"整体证据"的研究方式将古籍、临床研究、实验研究和临床实践巧妙地联系在一起,为读者提供了中药、针灸、太极拳等中医疗法的疗效和安全性证据。

本系列专著计划中英双语发行,这将为全世界的临床医生、研究人员和教育工作者提供现有的最佳证据以指导他们的临床决策。希望专著的出版能为全世界中医循证实践的发展做出自己的贡献。

丛书总主编:卢传坚教授
中国,广东省中医院
薛长利(Charlie Changli Xue)教授
澳大利亚,皇家墨尔本理工大学
2017 年 11 月

如何使用本书

目的

该书主要针对临床医生、研究人员和教育工作者。本书通过系统和多维度的整理、评价现有中医治疗各类常见疾病的最佳证据，以指导高等医学教育和临床实践。

数据分析和结果的解释

我们使用了大量的统计分析方法合并现有的临床研究证据。在一般情况下，二分类数据的效应量以风险比（RR）和95%置信区间（CI）形式报告；连续型数据则以均数差（MD）和95% CI形式报告。*表示有统计学意义。读者应该注意到统计学意义与临床意义不能对等。结果的解释应考虑到临床意义、研究质量（高风险、低风险或偏倚风险不明确）和研究的异质性。异质性检验的统计量 I^2 大于50%被认为各研究间存在较大异质性。

证据的使用

本书使用国际认可的证据质量评价与推荐体系GRADE来总结使用了合理对照（安慰剂及指南认可治疗）以及关键和重要结局（根据GRADE标准，结局重要性评价在4分及以上）的临床研究证据的质量和推荐强度。由于中医临床实践的复杂性及各国家地区卫生法规、中医药接受程度的不同，本书仅给出了证据质量评价的汇总表，未包含推荐意见。请读者参照当地医疗环境合理解读和使用证据。

局限性

读者应该注意一些关于古代文献和临床证据的方法学局限性。

- 用于检索中华医典数据库的检索词可能尚不全面,这可能对结果有一定影响。

- 对古籍条文的理解可能不同。

- 古籍中的某些内容现代已不再使用。

- 古籍描述的一些症状可能在多种疾病中出现,虽然我们的临床专业人员对这些症状与研究疾病的相似性进行了分析,但可能存在主观判断偏差导致的偏倚。

- 绝大多数的中医药临床证据来自中国,其研究结果在其他国家和人群的适用性需要进一步评估。

- 多数研究纳入的受试者疾病严重程度、病程、疗程等疗效影响因素不同,我们尽可能地进行了亚组分析;当无法进行亚组分析时,读者应注意 meta 分析结果的适用性。

- 多数纳入研究均存在偏倚风险等方法学局限性,读者应对基于极低至中等质量证据 GRADE 评价得出的结论进行谨慎解释。

- 本书对九个中英文数据库和相关临床试验注册平台进行了全面检索,但仍然可能有少量文献未被检出,这可能对结果有一定影响。

- 方剂频次的分析仅基于方剂名,可能存在不同研究使用的方剂名称不同但其组成相同或相似。由于方剂的复杂性,方剂之间的相似性判断尚难以实现。因此第五章报道方剂使用频次可能被低估。

- 第六章对常用高频中药进行了描述,这为中药研究的进一步探索提供了线索。但该总结是基于发表文献所用方剂所含中药使用的频次,未考虑每个研究/方剂的疗效大小、实际临床使用频次和单味中药在方剂中发挥的作用。

目　录

第一章 寻常痤疮的现代医学认识概述

导语：寻常痤疮（以下简称"痤疮"）是一种慢性皮肤病，好发于青少年，一般病程慢性，易复发，可迁延不愈至成年。痤疮对患者的生活质量有相当大的影响，并带来了严重的经济负担。临床上通常是根据疾病的严重程度和患者的意愿，选择适当的局部治疗或者联合系统治疗。早期及时治疗和稳定期维持治疗均有助于改善长期的疗效指标和预防复发。

一、定义

痤疮是一种慢性炎症性皮肤疾病，好发于青少年，亦可见于儿童，可一直持续至成年。患者通常表现为皮肤油腻（油脂分泌旺盛），伴有非炎症性和/或炎症性皮损。

寻常痤疮是痤疮最常见的一种类型，在 2010 年全球疾病流行率中排名第八。其他痤疮类型包括暴发性痤疮、青春期前痤疮、职业性痤疮、药物诱导性痤疮、坏死性痤疮、高雄性激素性痤疮（包括多囊卵巢综合征）、反常性痤疮、热带痤疮、机械性痤疮、表皮剥脱性痤疮、夏季痤疮、化妆品性痤疮。

（一）临床表现

痤疮是一种皮脂腺毛囊附属器疾病，大量分泌的皮脂和角化异常导致毛囊阻塞。皮损好发于颜面部（99%），其次是背部、胸部，这些部位刚好为皮脂溢出部位。痤疮典型的 3 种皮损类型见表 1-1。

青少年（7 至 12 岁的儿童或女性初潮之前）的痤疮以前额和面颊黑头粉刺为主要表现，炎症性皮损通常少见。肾上腺素和睾丸或卵巢发育成熟后雄激素的生成是诱发青少年痤疮的主要原因。

1

表 1-1　痤疮的皮损分型

分型	亚型	皮损表现
粉刺型	闭口/白头粉刺	皮损内含角质、皮脂和细菌,无明显毛囊开口
	开口/黑头粉刺	皮损内含角质、皮脂和细菌,伴显著扩张的毛囊开口,顶端呈黑色
丘疹脓疱型	丘疹	皮损有炎症反应,尚未成脓
	脓疱	炎症性皮损内含脓性分泌物
结节型	结节/囊肿	质硬,凸起,皮损呈多形性(范围和深度不一)

痤疮的发展一般从亚临床微粉刺(毛囊开口阻塞引起)开始,逐渐发展成闭合或开口粉刺。然后由于炎症反应进一步导致大小不等的丘疹、脓疱和结节(或囊肿),则发展成中重度痤疮。聚合性痤疮是一种少见但较严重的痤疮,患者出现大量的炎症性结节、囊肿,并融合成窦道。

痤疮一般根据临床表现进行分类和分级。目前存在很多痤疮的分类和分级标准,但针对临床实践或研究的最佳分级标准尚未达成共识。通常将皮损分为 4 类:①粉刺性痤疮;②轻~中度丘疹脓疱性痤疮;③重度丘疹脓疱性痤疮或中度结节囊肿性痤疮;④重度结节囊肿性痤疮或聚合性痤疮。这些类别之间可能存在重叠,如轻~中度丘疹性痤疮患者的皮损也可伴有非炎症性皮损如粉刺。尽管未有公认最佳的分级标准,但痤疮的分类和分级仍是痤疮治疗的重要依据。

虽然许多痤疮患者病情反复发作,但是大约 60% 的痤疮具有自限性。部分青春期痤疮可延续至成年期。由于痤疮反复发作的原因尚不清楚,因此无法预测痤疮是否都会延续到成年。

痤疮恢复后可能留下永久性的瘢痕和色素沉着,在一定程度上对高达 95% 的痤疮患者造成了不良影响。除了继发瘢痕,痤疮也可给患者心理健康造成一定的影响。痤疮对患者生活质量的影响程度因人而异,例如轻度痤疮也可能给患者生活带来巨大影响,相反部分重度痤疮患者自身的心理负担可能更小。因此,临床指南建议在选择治疗方案前最好先评估患者的生活质量指标或心理指标。

(二)流行病学

痤疮患病率根据计算方法的不同而有所不同。寻常痤疮是最常见的皮肤病之一,影响全球约 6.54 亿人(9.4%)。2015 年发表的一篇针对全球范围内寻常痤疮发病率的文献提出,各国的痤疮患病率在 0.1%(坦桑尼亚)~17%(伊拉克)。中国一项流行病学调查发现 17 000 多名青少年和成年人中痤疮患病率约为 8.1%。一项关于德国人痤疮患病率的调查结果提示 896 名受访者中痤疮患者占 26.8%,且发病年龄一般在 14~29 岁。农村地区和非西方国家痤疮患病率相对较低,国外文献调查结果显示巴布亚新几内亚附近特罗布里群岛北部人群和巴拉圭的阿奇人群中未发现痤疮患者。

青少年痤疮患病率高达 93.2%。巴西青少年痤疮患病率高达 96.0%,其次是澳大利亚(93.3%)和中国(81.5%)。马来西亚小学生(67.5%)、塞尔维亚(51.8%)和埃及中学生(54.2%)痤疮患病率相对较低。中国青少年痤疮高发年龄主要在 15~19 岁。青少年痤疮患病率随着年龄的增长而增加,并可能延续至成年期,特别是女性患者。成年期女性是一个逐渐增长的痤疮人群,其面部痤疮的患病率约为 12%。关于成年期男女发病率的文献报道结果不一,有研究提示成年期男性痤疮患者多于女性,而另一项研究结果则显示女性多于男性。但总体上男性更容易患有中重度痤疮。

大多数患者的痤疮属于轻度(中国轻度痤疮患者约占 58.4%~68.4%),17%~36% 的患者为中重度痤疮。随着患者年龄增长,炎症性皮损越常见。在美国 0 至 17 岁人群中,重度痤疮多见于年龄较大的青少年,例如 14~15 岁的白种人、11~13 岁的女性以及具有较好社会经济地位背景的人群。

尽管痤疮患病率很高,但普遍治疗率较低。约 65% 澳大利亚中学生曾因痤疮就医,仅有 44% 葡萄牙中学生曾治疗痤疮。美国一项研究表明高达 83% 的患者从未寻求治疗。针对中国青少年痤疮患者,最常用的治疗措施是常规外用药(30.3%),中医治疗使用率较低(3.2%)。

(三)疾病负担

皮肤病带来的疾病负担不容忽视,根据对伤残损失健康生命年指数(years lived to disability,YLD)的评估,寻常痤疮在所有疾病中排名第四。2010 年痤疮患者的疾病负担仅次于湿疹。有报道显示 2004 年美国因痤疮造成的经济损失估计超过三百万美元,包括生产力下降导致的直接和间接经济损失。据报道,痤疮患者的失业率更高,另外痤疮对患者的学习和人际关系方面都产生了负面影响。

痤疮虽然不是致命性疾病,但常伴有显著的不适感和继发症状。其中,结节性痤疮导致的疼痛和瘢痕形成影响了高达95%的患者。寻常痤疮的并发症包括肺部疾病、胃肠道疾病和心理障碍。痤疮对健康相关生活质量(HRQoL)的影响与哮喘、癫痫、糖尿病、背部疼痛和关节炎相当。国外对青春期痤疮患者的调查研究也显示痤疮对患者的生活质量造成影响,并随严重程度的加重而增加。

已有不少研究就痤疮对患者心理影响方面进行研究探讨,结果显示成年女性痤疮患者常伴随轻中度的焦虑。许多病例合并有抑郁、焦虑、自杀意念、自卑和社交障碍。一项研究表明痤疮患者较未患痤疮者更易发生抑郁。另一项研究表明严重痤疮更容易导致自杀意念,女性严重痤疮患者的自杀意念是无痤疮或较少痤疮女性的2倍,男性严重痤疮患者的自杀意念则是无痤疮或较少痤疮男性的3倍。大多数痤疮患者(83.8%)认为痤疮对自身外在形象产生了明显影响。

某些治疗痤疮的药物如异维A酸可能对患者的心理情绪产生不良影响,但目前没有足够证据表明重症抑郁症与痤疮药物存在因果关系。然而,有研究提示使用异维A酸后患者的生活质量评分和心理问题有所改善。一位研究痤疮患者自杀意念的学者认为,痤疮严重程度造成的心理负担比药物因素更大。另外,部分学者强调"青春期是生理和心理发展的重要时期",也是抑郁症和焦虑症的高发期。

二、危险因素

有痤疮家族史,特别是父母或直系亲属患有痤疮的人群更容易患有痤疮。痤疮家族史可能是影响重度痤疮的预后因素之一。在针对双胞胎的研究中也发现了痤疮存在遗传基础因素。吸烟是导致痤疮的另一个危险因素,吸食大麻和饮酒与痤疮的发病有相关性。

高糖饮食也可能与痤疮的发生有关。但在中国人群研究中未发现痤疮和饮食之间存在联系。有研究发现牛奶的摄入量(每周≥3份量)与中重度痤疮的发生有关,而进食鱼肉是一种保护因素。此外,儿童、青少年和成年肥胖症均被认为是痤疮的危险因素之一。

种族也可能是痤疮的一种危险因素,但也有研究的结论与此相悖。有报道提示痤疮在深肤色人种中患病率较高。另一项研究则认为白种人的患病率比亚裔、非洲裔或西班牙裔更高。

影响痤疮的严重程度和病程长短的预后因素包括家族史、炎症反应、迟发性痤疮或持续顽固性痤疮、躯体部位痤疮、痤疮丙酸杆菌型、痤疮的分型以及继发的压力与心理精神状态。

三、发病机制

关于痤疮的发病原因和机制目前存在多种观点。其中,面部清洁不佳和化妆品的使用被认为可能导致痤疮发生,但尚未有证据表明这两个因素与痤疮发病有必然联系。而一些报道则显示使用化妆品可改善痤疮患者的生活质量且不会加重病情。其他可能与痤疮发生相关的因素包括饮食、面部清洁和紫外线,然而现有系统评价均未发现痤疮与这些因素具有明显联系或缺乏有力的证据,建议临床医生应采取个性化治疗。

现代医学对痤疮发病机制的认识正在不断发展。目前已确定了四种发病机制,包括皮脂的产生、毛囊导管角化异常、痤疮丙酸杆菌的微环境和炎症介质释放。然而,粉刺形成的机制仍不明确。

皮脂腺分泌的皮脂可以滋润皮肤和头发。在青春期,由于激素(雄性激素)的刺激导致皮脂分泌旺盛。在寻常痤疮患者中,每个皮脂腺中的小叶数量均高于无痤疮人群。脂质代谢部分受过氧化物酶体增殖物激活受体(PPARs)和胰岛素样生长因子 1(由固醇反应元件结合蛋白 -1 介导)的调节。参与调节皮脂腺活性的其他物质包括 P 物质受体、神经肽酶和促肾上腺皮质激素释放激素。

白细胞介素(IL)-1α 是角质形成细胞产生的促炎性细胞因子,在粉刺内含量较高;可促进毛囊细胞过度增殖和角鲨烯氧化。当角质细胞不能正常脱落,或角质形成细胞角化过度时可导致微粉刺的形成。当毛囊开口狭窄时,毛囊口阻塞导致闭口粉刺形成。当毛囊开口变大时,粉刺被氧化变暗,形成开口粉刺。

毛囊角化过度发生的原因尚不清楚,目前存在几种理论,包括亚油酸水平过低,毛囊中缺乏表皮脂质,以及毛囊角质形成细胞内的 1 型 5α- 还原酶促进雄激素代谢增强(雄激素前体如硫酸脱氢表雄酮分泌增加,并在一系列雄激素代谢酶如 1 型 5α- 还原酶的作用下转化为有活性的二氢睾酮,刺激皮脂腺功能增强)。

痤疮丙酸杆菌是一种与痤疮有关的革兰氏阳性厌氧菌。该细菌一般寄居在皮肤毛囊内,皮脂腺分泌的皮脂是其生长的培养基。痤疮丙酸杆菌引发炎症的作用机制有:①产生活性氧(ROS),诱发氧化应激。②作为蛋白酶激活的受体,诱导促炎性细胞因子 IL-8 的释放和 Toll 样受体(TLR)介导的信号通路开放。通过激活基质金属蛋白酶(matrix metalloproteinases,MMPs)侵蚀皮肤基质,进而激活核因子(NF)-κB 和激活蛋白(AP)-1 转录因子,从而释放促炎性细胞因子。

痤疮丙酸杆菌通过促进 IL-1 分泌以促进其大量增殖,并通过促肾上腺皮质激素释放激素和胰岛素样生长因子 -1 的途径增加皮脂的产生。

如上所述,无论是否存在痤疮丙酸杆菌,微粉刺中均含有炎症标志物如 IL-1α。在炎症性皮损周边的非炎症区域皮肤内也发现了巨噬细胞、细胞因子、整联蛋白和 CD4T 细胞。这表明炎症反应可能导致细菌大量繁殖。

痤疮丙酸杆菌可能通过天然免疫参与痤疮炎症的发生。痤疮丙酸杆菌通过激活 TLR-2 和 TLR-4 信号通路,诱导促炎性细胞因子 IL-1α、IL-1β、IL-6、IL-8 和 TNF-α 的产生。研究发现,在早期丘疹性炎症病变中出现了活化的 Th1 细胞,这说明适应性免疫也被激活。除 Th1 细胞外,Th17 细胞也因痤疮丙酸杆菌的刺激,分泌包括 IL-17 在内的各种细胞因子。

痤疮的其他病理机制包括神经内分泌调节机制、饮食、遗传和非遗传因素及氧化应激。另外,蠕形螨也可能与痤疮的发生有关。

四、诊断

痤疮的诊断通常根据病史和临床表现而明确。临床医生的诊断结果往往比患者的自我描述更可靠。目前有多种评估痤疮严重程度的方法,但国内外均未达成一致的共识。通常根据皮损类型(如粉刺、丘疹等)、严重程度、数量和范围对痤疮进行评估。因为痤疮常伴有多种类型的皮损表现,一般根据最主要的皮损类型进行分型,例如粉刺型、丘疹脓疱型和结节型,这种分型方法临床适用性较好。皮损拍照记录可提高临床诊断的可重复性,并且越来越多地用于临床试验。

目前不推荐将微生物和内分泌检验作为常规检查。但当怀疑为革兰氏阴性菌引起的毛囊炎时,微生物检测则有助于诊断。若出现雄激素升高的症状时则需进行性激素检测。

在对痤疮严重程度进行评估的同时,亦需评价患者生活质量状态和痤疮瘢痕情况。目前已有一些痤疮相关的生活质量评价量表可用于对疗效的评估。

五、疾病管理

截至 2016 年,国际上已有 6 个较新的痤疮相关临床指南,2016 年美国皮肤病学会发布的《寻常痤疮治疗指南》,2013 年美国痤疮与酒渣鼻协会发布的《儿童痤疮诊断和治疗循证推荐》,2012 年欧洲皮肤病与性病学会发布的《欧洲痤疮治疗循证指南(S3)》,2009 年美国皮肤病学会杂志出版的《对痤疮管理的新认识》,2016 年《加拿大医学协会杂志》发布的《加拿大痤疮临床实践指南》,以及 2012 年马来西亚卫生部、马来西亚皮肤病学会、马来西亚医学院联合发布的《临床实践指南:痤疮治疗》。其中一个是关于儿童痤疮的临床指南,内容亦涉及对 12~19 岁青春期患者的治疗,故也被纳入本章节。《加拿大痤疮临床实践指南》是在《欧洲痤疮治疗循证指南(S3)》基础上修改的。

痤疮的治疗目标是消除皮损、预防复发以及避免继发身心并发症,这些通常可在治疗的初期和维持期实现。目前对维持治疗尚无明确的定义,Nast 等人将其定义为:维持治疗是指长期使用适当的治疗措施以维持痤疮处于缓解期。由于治疗结束后痤疮容易复发,因此维持治疗通常需持续数月甚至数年,具体情况视患者个体年龄而定。

痤疮的发病机制主要包括免疫因素和炎症反应,可针对其致病环节采取适当治疗。但治疗措施的选择需考虑各种因素如患者年龄、病损部位、疾病严重程度和患者意愿。

(一)药物治疗

根据痤疮严重程度选择药物治疗。局部治疗通常被推荐用于轻度痤疮的治疗,而系统治疗如口服性激素和维 A 酸类药物(异维 A 酸)被推荐用于中重度痤疮的治疗。上述 6 项痤疮临床指南的内容不尽相同,表 1-2 列举了目前较权威的国际指南对痤疮推荐的治疗方案。早期治疗(诱导治疗)包括以下所有局部或系统药物治疗,而维持治疗通常以局部外用维 A 酸、过氧化苯甲酰(BP)或壬二酸为主。

表 1-2 痤疮指南推荐药物汇总表

	轻度	中度	重度
一线推荐	• BP • 外用维 A 酸治疗 • 外用联合治疗(BP+抗生素;维 A 酸 +BP;维 A 酸 +BP+ 抗生素)	• 外用联合治疗(BP+ 抗生素;维 A 酸 +BP;维 A 酸 +BP+ 抗生素) • 口服抗生素 + 外用维 A 酸 +BP • 口服抗生素 + 外用维 A 酸 +BP+ 外用抗生素	• 口服抗生素 + 外用联合治疗(BP+ 抗生素;维 A 酸 +BP;维 A 酸 +BP+ 抗生素) • 口服异维 A 酸
二线推荐	• 增加外用维 A 酸或 BP(如果未使用) • 考虑维 A 酸类替代 • 考虑外用氨苯砜	• 考虑综合多联疗法 • 考虑更换口服抗生素 • 增加 COC 或口服螺内酯(女性) • 考虑口服异维 A 酸	• 考虑更换口服抗生素 • 增加 COC 或口服螺内酯(女性) • 考虑口服异维 A 酸

注:BP,过氧化苯甲酰;COC,复方口服避孕药。

1. 局部治疗

过氧化苯甲酰(benzoyl peroxide,BP)推荐单用于粉刺,或作为其他治疗中的联合用药用于轻度至中度的丘疹脓疱型痤疮。BP 是一种抗菌药物,释放游离氧自由基并杀死痤疮丙酸杆菌,具有溶解粉刺和软化角质的作用。BP 是一种安全有效的非处方痤疮治疗药物,与抗生素合用可降低抗生素耐药性。

由于抗生素使用易产生细菌耐药性,且起效缓慢,因此不推荐局部外用抗生素作为单一疗法。抗菌药物如红霉素和克林霉素可与 BP 和 / 或维 A 酸联合使用。抗生素可在毛囊内发挥抗炎和抗菌作用。

维 A 酸类药物包括维 A 酸、阿达帕林和他扎罗汀,建议单用治疗轻度痤疮,或与其他药物联用治疗中度至重度痤疮。维 A 酸类药物有抗炎和溶解粉刺的作用,且对不同受体具有不同的亲和力,与每种受体结合后产生的疗效和耐受性略有差异。

维 A 酸类药物的副作用包括皮肤干燥、脱屑、刺激和红斑。这类药物光稳定性较差,必须在晚上使用。使用维 A 酸时,被晒伤的风险更高,故必须注意防晒。部分维 A 酸类药物禁用于妊娠或即将妊娠以及哺乳期妇女,应提前告知女性患者此类风险。在维持治疗阶段推荐外用维 A 酸类药物。有证据表明外用维 A 酸的痤疮复发率低于口服抗生素。

对于轻度粉刺型痤疮或轻度至严重的丘疹脓疱型痤疮,推荐使用壬二酸治疗。该药有溶解粉刺、抗菌和抗炎的作用。水杨酸虽然为非处方药,但因其疗效证据有限,通常作为辅助治疗。氨苯砜(抗感染药)的作用机制尚未明确,因其有抗炎作用,常被推荐用于炎症性痤疮的治疗。

以上 6 个指南均建议单用过氧化苯甲酰(BP)、维 A 酸类药物,或联合抗生素治疗。BP、抗生素、维 A 酸类药物复方制剂被推荐用于大多数痤疮患者。粉刺型痤疮的常规联合治疗包括阿达帕林联合 BP 以及克林霉素联合 BP。对于难治性的痤疮患者,可考虑使用克林霉素联合维 A 酸类药物治疗。对于轻度至中度的丘疹脓疱型痤疮,强烈推荐使用克林霉素联合 BP、阿达帕林联合 BP。克林霉素与维 A 酸类药物复方制剂亦用于对 BP 或维 A 酸联合抗生素产生耐药的患者。局部外用疗法是痤疮维持治疗阶段比较重要的方法之一。

2. 系统抗生素治疗

系统抗生素治疗用于中重度痤疮的炎症性皮损,通常与局部外用 BP 和维 A 酸联合使用。许多抗生素已经被证实对痤疮治疗有效,包括四环素类(四环素、多西环素、米诺环素),大环内酯类(红霉素、阿奇霉素),磺胺类(甲氧苄啶、磺胺甲噁唑)和 β- 内酰胺类(阿莫西林、头孢氨苄)。在上述抗生素中红霉素和克林霉素的细菌耐药性最高,因此在临床应用中四环素类药物可被考虑作为中重度痤疮的一线治疗药物。四环素类药物可抑制趋化性和基质金属蛋白酶活性,从而减轻炎症。它们还可结合细菌核糖体,从而防止细菌蛋白质合成。第二代四环素如多西环素和米诺环素显示出优异的疗效,给药频率较其他药物明显减少。红霉素和阿奇霉素仅限用于不能使用四环素的患者,为了最大限度地减轻抗生素耐药性,应尽可能控制用药疗程。四环素类药物的不良事件包括光敏性增加(所有四环素类),胃肠道紊乱(多西环素),耳鸣、眩晕以及皮肤色素、牙齿和黏膜色素沉着(米诺环素)。

3. 性激素治疗

复方口服避孕药(compound oral contraceptives,COCs)是青春期女性痤疮患者的二线治疗药物,主要含有雌激素和孕激素,推荐用于炎症性痤疮且有避孕需求的女性患者,但此类药物不适用于月经初潮两年内或 14 岁以下的痤疮患者。FDA 批准使用的 COCs 包括复方醋酸炔诺酮 / 雌二醇 / 富马酸亚铁片、屈螺酮、诺孕酯或屈螺酮 / 左旋叶酸盐,其作用机制为通过增加与睾丸激素结合的性激素结合球蛋白含量,从而减少卵巢雄激素的产生。COCs 通常在 3 个治疗周期后起效,但可增加心血管疾病以及一些女性患乳腺癌或宫颈癌的风险。口服抗雄激素制剂如螺内酯和醋酸环丙孕酮亦被推荐用于治疗痤疮,高剂量螺内酯可阻断雄激素受体,减少睾酮的产生。另外,低剂量皮质类固醇可用于严重炎症性痤疮的早期治疗,或者合并肾上腺高雄激素血症的患者。

4. 异维 A 酸

口服异维 A 酸是维 A 酸的异构体,是唯一可作用于痤疮发病 4 个关键病理生理环节的药物。建议用于治疗严重结节囊肿型痤疮或治疗抵抗者,或者快速复发的患者。

异维 A 酸存在不良反应。规范用药时其产生的不良反应通常是短暂的,可在停药后消退缓解。不良反应包括黏膜皮肤干燥、肌肉骨骼疼痛和眼部受累,以及情绪异常如抑郁、焦虑和有自杀倾向。但目前尚无足够证据表明心理情绪改变与异维 A 酸存在必然的因果关联性。由于口服异维 A 酸具有明确的致畸作用,在美国女性痤疮患者在使用异维 A 酸前必须同意在服用药物期间严禁性生活或者同时使用两种避孕措施。

10

5. 其他疗法

对于较大的炎症性皮损,例如较大结节或囊肿,皮损内注射皮质类固醇可作为辅助治疗。

（二）非药物治疗

脉冲染料激光、化学剥脱术的疗效证据有限,2012 年由马来西亚卫生部、马来西亚皮肤病学会及马来西亚医学院联合发布的《临床实践指南:痤疮治疗》建议将其视为辅助治疗。光疗和光动力疗法为常规外用及系统治疗无效或不耐受的患者的一种替代疗法。有研究提示高糖饮食和牛奶可能与痤疮的发生有关,但暂时未有足够证据支持饮食结构改变对痤疮有益。中药和其他替代疗法治疗痤疮的证据数量有限。

应对患者(以及父母)进行痤疮知识的宣教。《儿童痤疮诊断和治疗循证推荐》推荐使用非皂基、pH 值平衡的洁面剂,每天清洁面部两次。同时,让患者了解痤疮的发病机制可提高患者在维持治疗期间的依从性。此外,应使患者意识到痤疮是一种慢性疾病,在急性期和缓解期均需要适当的治疗措施。

在临床诊疗过程中应告知患者治疗起效通常所需的时间,且不同治疗措施的起效时间各不相同。要达到预防新皮损出现可能需要数周以上的疗程。另外,还应教导患者注意识别互联网上痤疮相关信息的可靠性。最后,临床医师需同时评估痤疮对患者心理情绪健康方面的影响,必要时需转诊心理专科。

（三）常规治疗的局限性

抗生素耐药性在全球越来越受到关注,且痤疮丙酸杆菌已经出现了耐药性。外用抗生素引起的耐药现象除了出现在用药部位,也出现在非用药部位。口服抗生素产生的耐药性通常是系统性的。目前数据显示红霉素和克林霉素的耐药性高于四环素。降低抗生素耐药性的方法包括在最短的时间内使用抗生素,或在早期和维持治疗阶段将抗生素与其他治疗措施(如维 A 酸、BP)联合使用。

患者依从性对疾病治疗的疗效影响很大。痤疮患者的依从性普遍不高。导致痤疮患者依从性较差的因素包括吸烟、饮酒、失业、治疗费用和心理精神方面的并发症。不坚持治疗的原因包括对治疗感到厌烦、遗忘或过度忙碌等。另外,患者可能会有过高的期望值。Tan 等人的研究显示近三分之一(31%)的患者期望痤疮治疗时间不超过四周。因此,对痤疮患者进行宣教使患者持有合理的期望值对提高治疗依从性至关重要。此外,患者也应该被告知在皮损改善之前,可能存在先发生恶化的可能。在患者选择治疗方案前应充分告知药物潜在的毒副作用或风险,例如使用异维 A 酸前需说明其对胎儿致畸性和存在导致抑郁或自杀倾向等风险。

六、预后

痤疮的发病率通常随着年龄增长而降低。痤疮是一种慢性的皮肤疾病,伴有阶段性的复发期和缓解期。早期积极治疗和稳定期维持治疗有助于痤疮长期缓解。

参 考 文 献

1. ZAENGLEIN A L, PATHY A L, SCHLOSSER B J, et al. Guidelines of care for the management of acne vulgaris [J]. Journal of the American Academy of Dermatology, 2016, 74 (5): 945-973.

2. WILLIAMS H C, DELLAVALLE R P, GARNER S. Acne vulgaris [J]. Lancet, 2012, 379 (9813): 361-372.

3. EICHENFIELD L F, KRAKOWSKI A C, PIGGOTT C, et al. Evidence-based recommendations for the diagnosis and treatment of pediatric acne [J]. Pediatrics, 2013, 131 (Suppl 3): S163-186.

4. NAST A, DRENO B, BETTOLI V, et al. European evidence-based (S3) guidelines for the treatment of acne [J]. Journal of the European Academy of Dermatology and Venereology, 2012, 26 (Suppl 1): 1-29.

5. PURDY S, DE BERKER D. Acne [J]. BMJ, 2006, 333 (7575): 949-953.

6. VOS T, FLAXMAN A D, NAGHAVI M, et al. Years lived with disability (YLDs) for 1160 sequelae of 289 diseases and injuries 1990-2010: a systematic analysis for the Global Burden of Disease Study 2010 [J]. Lancet, 2012, 380 (9859): 2163-2196.

7. VAN DE KERKHOF P C, KLEINPENNING M M, DE JONG E M, et al. Current and future treatment options for acne [J]. The Journal of Dermatological Treatment, 2006, 17 (4): 198-204.

8. THIBOUTOT D, GOLLNICK H, BETTOLI V, et al. New insights into the management of

acne: an update from the Global Alliance to Improve Outcomes in Acne group [J]. Journal of the American Academy of Dermatology, 2009, 60 (Suppl 5): S1-S50.

9. AMADO J M, MATOS M E, ABREU A M, et al. The prevalence of acne in the north of Portugal [J]. Journal of the European Academy of Dermatology and Venereology: JEADV, 2006, 20 (10): 1287-1295.

10. BOTROS P A, TSAI G, PUJALTE G G. Evaluation and Management of Acne [J]. Primary Care, 2015, 42 (4): 465-471.

11. PIGGOTT C, EICHENFIELD L, LUCK A. Acne in children. In: SHALITA R, DEL ROSSO J, WEBSTER G, editors. Acne Vulgaris [M]. New York: Informa Healthcare, 2011.

12. ASAI Y, BAIBERGENOVA A, DUTIL M, et al. Management of acne: Canadian clinical practice guideline [J]. Canadian Medical Association Journal, 2016, 188 (2): 118-126.

13. LEHMANN H P, ROBINSON K A, ANDREWS J S, et al. Acne therapy: a methodologic review [J]. Journal of the American Academy of Dermatology, 2002, 47 (2): 231-240.

14. LAYTON A M, HENDERSON C A, CUNLIFFE W J. A clinical evaluation of acne scarring and its incidence [J]. Clinical and Experimental Dermatology, 1994, 19 (4): 303-308.

15. LAW M P, CHUH A A, LEE A, et al. Acne prevalence and beyond: acne disability and its predictive factors among Chinese late adolescents in Hong Kong [J]. Clinical and Experimental Dermatology, 2010, 35 (1): 16-21.

16. TAN J K, BHATE K. A global perspective on the epidemiology of acne [J]. The British Journal of Dermatology, 2015, 172 (Suppl 1): 3-12.

17. SHEN Y, WANG T, ZHOU C, et al. Prevalence of acne vulgaris in Chinese adolescents and adults: a community-based study of 17345 subjects in six cities [J]. Acta dermato-venereologica, 2012, 92 (1): 40-44.

18. SCHAFER T, NIENHAUS A, VIELUF D, et al. Epidemiology of acne in the general population: the risk of smoking [J]. The British Journal of Dermatology, 2001, 145 (1): 100-104.

19. CORDAIN L, LINDEBERG S, HURTADO M, et al. Acne vulgaris: a disease of Western civilization [J]. Archives of Dermatology, 2002, 138 (12): 1584-1590.

20. BAGATIN E, TIMPANO D L, GUADANHIM L R, et al. Acne vulgaris: prevalence and clinical forms in adolescents from Sao Paulo, Brazil [J]. Anais Drasileiros de Dermatologia, 2014, 89 (3): 428-435.

21. KILKENNY M, MERLIN K, PLUNKETT A, et al. The prevalence of common skin conditions in Australian school students: 3. acne vulgaris [J]. The British Journal of Dermatology, 1998, 139 (5): 840-845.

22. HANISAH A, OMAR K, SHAH S A. Prevalence of acne and its impact on the quality of life in school-aged adolescents in Malaysia [J]. Journal of Primary Health Care, 2009, 1 (1): 20-25.

23. PERIC J, MAKSIMOVIC N, JANKOVIC J, et al. Prevalence and quality of life in high school pupils with acne in Serbia. Vojnosanitetski Pregled, 2013, 70 (10): 935-939.

24. EL-KHATEEB E A, KHAFAGY N H, ABD ELAZIZ K M, et al. Acne vulgaris: prevalence, beliefs, patients' attitudes, severity and impact on quality of life in Egypt [J]. Public

Health, 2014, 128 (6): 576-578.

25. PARD S Y, KWON H H, MIN S, et al. Epidemiology and risk factors of childhood acne in Korea: a cross-sectional community based study [J]. Clinical and Experimental Dermatology, 2015, 40 (8): 844-850.

26. DRENO B, POLI F. Epidemiology of acne [J]. Dermatology (Basel, Switzerland), 2003, 206 (1): 7-10.

27. GOULDEN V, STABLES G I, CUNLIFFE W J. Prevalence of facial acne in adults [J]. Journal of the American Academy of Dermatology, 1999, 41 (4): 577-580.

28. NIJSTEN T, ROMBOUTS S, LAMBERT J. Acne is prevalent but use of its treatments is infrequent among adolescents from the general population [J]. Journal of the European Academy of Dermatology and Venereology, 2007, 21 (2): 163-168.

29. SILVERBERG J I, SILVERBERG N B. Epidemiology and extracutaneous comorbidities of severe acne in adolescence: a U. S. population-based study [J]. The British Journal of Dermatology, 2014, 170 (5): 1136-1142.

30. CHENG C E, IRWIN B, MAURIELLO D, et al. Self-reported acne severity, treatment, and belief patterns across multiple racial and ethnic groups in adolescent students [J]. Pediatric Dermatology, 2010, 27 (5): 446-452.

31. HAY R J, JOHNS N E, WILLIAMS H C, et al. The global burden of skin disease in 2010: an analysis of the prevalence and impact of skin conditions [J]. The Journal of Investigative Dermatology, 2014, 134 (6): 1527-1534.

32. BICKERS D R, LIM H W, MARGOLIS D, et al. The burden of skin diseases: 2004: a joint project of the American Academy of Dermatology Association and the Society for Investigative Dermatology [J]. Journal of the American Academy of Dermatology, 2006, 55 (3): 490-500.

33. CUNLIFFE W J. Acne and unemployment [J]. The British Journal of Dermatology, 1986, 115 (3): 386.

34. GOKDEMIR G, FISEK N, KOSLU A, et al. Beliefs, perceptions and sociological impact of patients with acne vulgaris in the Turkish population [J]. The Journal of Dermatology, 2011, 38 (5): 504-507.

35. CRESCE N D, DAVIS S A, HUANG W W, et al. The quality of life impact of acne and rosacea compared to other major medical conditions [J]. Journal of Drugs in Dermatology, 2014, 13 (6): 692-697.

36. MALLON E, NEWTON J N, KLASSEN A, et al. The quality of life in acne: a comparison with general medical conditions using generic questionnaires [J]. The British Journal of Dermatology, 1999, 140 (4): 672-676.

37. VILAR G N, SANTOS L A, SOBRAL F J F. Quality of life, self-esteem and psychosocial factors in adolescents with acne vulgaris [J]. Anais Brasileiros de Dermatologia, 2015, 90 (5): 622-629.

38. TANGHETTI E A, KAWATA A K, DANIELS S R, et al. Understanding the burden of adult female acne [J]. The Journal of Clinical and Aesthetic Dermatology, 2014, 7 (2): 22-30.

39. TAN J K. Psychosocial impact of acne vulgaris: evaluating the evidence [J]. Skin Therapy Letter, 2004, 9 (7): 1-3, 9.

40. YANG Y C, TU H P, HONG C H, et al. Female gender and acne disease are jointly and independently associated with the risk of major depression and suicide: a national population-based study [J]. BioMed Research International, 2014, 2014: 1-7.

41. HALVORSEN J A, STERN R S, DALGARD F, et al. Suicidal ideation, mental health problems, and social impairment are increased in adolescents with acne: a population-based study [J]. The Journal of Investigative Dermatology, 2011, 131 (2): 363-370.

42. MARRON S E, TOMAS-ARAGONES L, BOIRA S. Anxiety, depression, quality of life and patient satisfaction in acne patients treated with oral isotretinoin [J]. Acta Dermatovenereologica, 2013, 93 (6): 701-706.

43. GIELER U, GIELER T, KUPFER J P. Acne and quality of life—impact and management [J]. Journal of the European Academy of Dermatology and Venereology, 2015, 29 (Suppl 4): 12-14.

44. HALVORSEN J A, DALGARD F, THORESEN M, et al. Is the association between acne and mental distress influenced by diet?Results from a cross-sectional population study among 3775 late adolescents in Oslo, Norway [J]. BMC Public Health, 2009, 9 (1): 340.

45. DI LANDRO A, CAZZANIGA S, PARAZZINI F, et al. Family history, body mass index, selected dietary factors, menstrual history, and risk of moderate to severe acne in adolescents and young adults [J]. Journal of the American Academy of Dermatology, 2012, 67 (6): 1129-1135.

46. GHODSI S Z, ORAWA H, ZOUBOULIS C C. Prevalence, severity, and severity risk factors of acne in high school pupils: a community-based study [J]. The Journal of Investigative Dermatology, 2009, 129 (9): 2136-2141.

47. BATAILLE V, SNIEDER H, MACGREGOR A J, et al. The influence of genetics and environmental factors in the pathogenesis of acne: a twin study of acne in women [J]. The Journal of Investigative Dermatology, 2002, 119 (6): 1317-1322.

48. FRIEDMAN G D. Twin studies of disease heritability based on medical records: application to acne vulgaris [J]. Acta Geneticae Medicae et Gemellologiae, 1984, 33 (3): 487-495.

49. WOLKENSTEIN P, MISERY L, AMICI J M, et al. Smoking and dietary factors associated with moderate-to-severe acne in French adolescents and young adults: results of a survey using a representative sample [J]. Dermatology, 2015, 230 (1): 34-39.

50. TSAI M C, CHEN W, CHENG Y W, et al. Higher body mass index is a significant risk factor for acne formation in schoolchildren [J]. European Journal of Dermatology, 2006, 16 (3): 251-253.

51. ALEXIS A F. Acne vulgaris in skin of color: understanding nuances and optimizing treatment outcomes [J]. Journal of Drugs in Dermatology, 2014, 13 (6): s61-65.

52. PERKINS A C, CHENG C E, HILLEBRAND G G, et al. Comparison of the epidemiology of acne vulgaris among Caucasian, Asian, Continental Indian and African American women [J]. Journal of the European Academy of Dermatology and Venere-

ology, 2011, 25 (9): 1054-1060.

53. BALLANGER F, BAUDRY P, N'GUYEN J M, et al. Heredity: a prognostic factor for acne [J]. Dermatology (Basel, Switzerland), 2006, 212 (2): 145-149.

54. YOSIPOVITCH G, TANG M, DAWN A G, et al. Study of psychological stress, sebum production and acne vulgaris in adolescents [J]. Acta Dermato-venereologica, 2007, 87 (2): 135-139.

55. MATSUOKA Y, YONEDA K, SADAHIRA C, et al. Effects of skin care and makeup under instructions from dermatologists on the quality of life of female patients with acne vulgaris [J]. The Journal of Dermatology, 2006, 33 (11): 745-752.

56. HAYASHI N, IMORI M, YANAGISAWA M, et al. Make-up improves the quality of life of acne patients without aggravating acne eruptions during treatments [J]. European Journal of Dermatology, 2005, 15 (4): 284-287.

57. MAGIN P, POND D, SMITH W, et al. A systematic review of the evidence for 'myths and misconceptions' in acne management: diet, face-washing and sunlight [J]. Family Practice, 2005, 22 (1): 62-70.

58. SUH D H, KWON H H. What's new in the physiopathology of acne ？ [J]. The British Journal of Dermatology, 2015, 172 (Suppl 1): 13-19.

59. TRIVEDI N R, CONG Z, NELSON A M, et al. Peroxisome proliferator-activated receptors increase human sebum production [J]. The Journal of Investigative Dermatology, 2006, 126 (9): 2002-2009.

60. SMITH T M, CONG Z, GILLILAND K L, et al. Insulin-like growth factor-1 induces lipid production in human SEB-1 sebocytes via sterol response element-binding protein-1 [J]. The Journal of Investigative Dermatology, 2006, 126 (6): 1226-1232.

61. GOLLNICK H, CUNLIFFE W, BERSON D, et al. Management of acne: a report from a global alliance to improve outcomes in acne [J]. Journal of the American Academy of Dermatology, 2003, 49 (Suppl 1): S1-S37.

62. ZOUBOULIS C C, JOURDAN E, PICARDO M. Acne is an inflammatory disease and alterations of sebum composition initiate acne lesions [J]. Journal of the European Academy of Dermatology and Venereology, 2014, 28 (5): 527-532.

63. ZAENGLEIN A L, THIBOUTOT D M. Expert committee recommendations for acne management [J]. Pediatrics, 2006, 118 (3): 1188-1199.

64. THIBOUTOT D. The role of follicular hyperkeratinization in acne [J]. Journal of Dermatological Treatment, 2000, 11 (2): 5-8.

65. EICHENFIELD L F, Del ROSSO J Q, MANCINI AJ, et al. Evolving perspectives on the etiology and pathogenesis of acne vulgaris [J]. Journal of Drugs in Dermatology, 2015, 14 (3): 263-272.

66. BEYLOT C, AUFFRET N, POLI F, et al. *Propionibacterium acnes*: an update on its role in the pathogenesis of acne [J]. Journal of the European Academy of Dermatology and Venereology, 2014, 28 (3): 271-278.

67. DRENO B, GOLLNICK H P, KANG S, et al. Understanding innate immunity and inflam-

mation in acne: implications for management [J]. Journal of the European Academy of Dermatology and Venereology, 2015, 29 (Suppl 4): 3-11.

68. MOUSER P E, BAKER B S, SEATON E D, et al. *Propionibacterium acnes*-reactive T helper-1 cells in the skin of patients with acne vulgaris [J]. The Journal of Investigative Dermatology, 2003, 121 (5): 1226-1228.

69. AGAK G W, QIN M, NOBE J, et al. *Propionibacterium acnes* induces an IL-17 response in acne vulgaris that is regulated by vitamin A and vitamin D [J]. The Journal of Investigative Dermatology, 2014, 134 (2): 366-373.

70. BHATE K, WILLIAMS H C. What's new in acne?An analysis of systematic reviews published in 2011-2012 [J]. Clinical and Experimental Dermatology, 2014, 39 (3): 273-277.

71. STAUSS J S, KROWCHUK D P, LEYDEN J J, et al. Guidelines of care for acne vulgaris management [J]. Journal of the American Academy of Dermatology, 2007, 56 (4): 651-663.

72. DEL ROSSO J Q, WEBSTER G F, ROSEN T, et al. Status Report from the Scientific Panel on Antibiotic Use in Dermatology of the American Acne and Rosacea Society: Part 1: Antibiotic Prescribing Patterns, Sources of Antibiotic Exposure, Antibiotic Consumption and Emergence of Antibiotic Resistance, Impact of Alterations in Antibiotic Prescribing, and Clinical Sequelae of Antibiotic Use [J]. The Journal of Clinical and Aesthetic Dermatology, 2016, 9 (4): 18-24.

73. ZAGHLOUL S S, CUNLIFFE W J, GOODFIELD M J. Objective assessment of compliance with treatments in acne [J]. The British Journal of Dermatology, 2005, 152 (5): 1015-1021.

74. RENZI C, PICARDI A, ABENI D, et al. Association of dissatisfaction with care and psychiatric morbidity with poor treatment compliance [J]. Archives of Dermatology, 2002, 138 (3): 337-342.

75. TAN J K, VASEY K, FUNG K Y. Beliefs and perceptions of patients with acne [J]. Journal of the American Academy of Dermatology, 2001, 44 (3): 439-445.

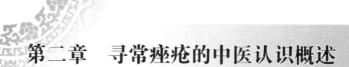

第二章　寻常痤疮的中医认识概述

导语：寻常痤疮有较多对应的中医病名，大部分病名均蕴含着中医对痤疮病因病机的认识。本章总结了当前主要中医药临床指南、专著与教材中对寻常痤疮病因病机、辨证论治的描述，以及推荐的方药、针灸及各种特色疗法与预防调护等。

一、概述

寻常痤疮是一种毛囊皮脂腺慢性炎症性疾病，常以粉刺、丘疹、脓疱、结节、囊肿伴油脂分泌旺盛为主要表现。中医学将寻常痤疮称为"肺风粉刺""粉刺""酒刺""面疮"，俗称"暗疮""青春痘""青春疙瘩"。《医宗金鉴·外科心法要诀》对肺风粉刺记载曰："此证由肺经血热而成。每发于面鼻，起碎疙瘩，形如黍屑，色赤肿痛，破出白粉汁。"

二、病因病机

中医学认为寻常痤疮多以实证为主，亦可有虚实夹杂，主要病机病因多从素体热盛、外感邪毒、饮食不节、脏腑亏虚、情志不畅、女性冲任不调等几个方面论述。

（1）素体阳热偏盛，外受风邪，肺经蕴热，熏蒸面部而发；或内热炽盛，致肺热熏蒸，蕴阻肌肤而发。

（2）过食辛辣、肥甘厚味，助湿化热，结于肠腑，不能下达反蒸于上，阻于颜面肌肤而致。

（3）脾气不足，运化失常，化湿生痰，痰湿凝结，郁久化热，阻滞经络，气血运行不畅而成瘀，湿热痰瘀凝滞肌肤而发。

（4）素体肾阴不足，天癸过旺，相火亢盛，上犯于颜面而发；肾阴亏虚，水不涵木，肝阴不足，阴虚火旺，虚火上浮于面。

（5）情志不畅，肝气郁结，木克脾土，湿、热、痰、瘀乃生，循经上蒸于面；或肝失疏泄，可使女子冲任不调，则血海不能按时充盈，亦可循阳明上扰于面。

三、辨证分型

2012 年中华中医药学会发布的《中医皮肤科常见病诊疗指南》、1994 年国家中医药管理局发布的《中医病证诊断疗效标准》以及《中国痤疮治疗指南（2019 修订版）》均对寻常痤疮进行辨证分型，归纳总结如下：

1. 肺经风热证

黑头或白头粉刺居多，伴红色丘疹。颜面潮红，鼻息气热，可伴痒痛，口微渴，大便干。舌边尖红，舌苔薄黄，脉略浮或弦或浮数。多见于疾病的初期阶段。

2. 胃肠湿热证或脾胃湿热证或湿热蕴结证

皮肤油腻，毛孔粗大，以疼痛性丘疹和脓疱为主，间有结节、囊肿。或伴口臭，口干不欲饮，口苦，纳呆，尿黄，便溏或黏滞不爽或便秘。舌红，苔黄腻，脉弦或滑或滑数。

3. 肝经郁热证

皮疹多发于面颊两侧，甚至延及颈项，以炎症性丘疹、脓疱为主，伴有心烦易怒，失眠多梦，口干口苦，大便干结。女性伴有乳胀不适，月经不调，或月经过多、过少，或经色暗淡，月经期间病情加重。舌红，苔黄，脉弦细或弦数。

4. 热毒夹瘀证

颜面及胸背部皮损以脓疱、炎症性丘疹为主，根底红肿，自觉局部灼热疼痛，脓疱破溃或吸收后，可遗留暂时性色素沉着或凹陷性小瘢痕，多见于青少年。伴口干喜饮，烦热口臭，便干溲赤。舌红，苔黄，脉洪或弦数。

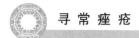

5. 痰瘀聚结证

皮疹暗红或色紫,以炎症性结节和囊肿为主,也可见脓疱,经久不愈,有瘢痕和色素沉着,或见窦道,无明显疼痛。常伴有胸闷腹胀、身困口黏,纳呆、便溏。女性伴有月经不调,夹黑紫血块,痛经。舌质暗红或淡暗,舌边尖有瘀点或瘀斑,苔黄腻,脉弦滑或沉涩。

6. 痰湿凝结证

皮疹结成囊肿,或有纳呆,便溏。舌淡胖,苔薄,脉滑。

7. 冲任不调证

此证为女性患者常见,皮损好发于额、眉间或两颊,在月经前增多加重,月经后减少减轻,伴有月经不调,经前心烦易怒,乳房胀痛,平素性情急躁,舌质淡红,苔薄,脉沉弦或脉涩。

四、辨证论治

2012 年中华中医药学会发布的《中医皮肤科常见病诊疗指南》以及《中国痤疮治疗指南(2019 修订版)》根据寻常痤疮的不同分型进行辨证施治。

1. 肺经风热证

【治法】疏风清肺,清热解毒。

【方药 1】枇杷清肺饮加减:枇杷叶、桑白皮、黄芩、黄柏、连翘、栀子、夏枯草、白花蛇舌草、槐花、丹参、牡丹皮、甘草等。

【功效】枇杷叶、桑白皮清泄肺热;黄芩、黄柏清热燥湿;连翘、栀子、夏枯草、白花蛇舌草清热解毒;槐花、丹参、牡丹皮清热凉血;甘草调和诸药。

【方药 2】泻白散加减:桑白皮、地骨皮、甘草等。

【功效】桑白皮、地骨皮清泄肺热、凉血;甘草调和诸药。

【中成药】栀子金花丸。

2. 胃肠湿热证或脾胃湿热证

【治法】清热化湿,凉血解毒。

【方药 1】茵陈蒿汤加减:绵茵陈、黄芩、黄连、栀子、苍术、牡丹皮、赤芍、茯苓、白术、泽泻、薏苡仁、连翘、紫花地丁、生山楂等。

【功效】绵茵陈、黄芩、黄柏清热利湿；栀子、连翘、紫花地丁清热解毒；牡丹皮、赤芍清热凉血；苍术、茯苓、白术、薏苡仁、泽泻健脾燥湿；山楂消积。

【方药2】芩连平胃散加减：黄芩、黄连、茯苓、苍术、厚朴、陈皮、甘草等。

【功效】黄芩、黄柏清热燥湿；茯苓、苍术、厚朴、陈皮健脾理气燥湿；甘草调和诸药。

【中成药】连翘败毒丸，防风通圣丸，香连丸，参苓白术散。

3. 肝经郁热证

【治法】疏肝清热，凉血健脾。

【方药】丹栀逍遥散加减：牡丹皮、栀子、柴胡、当归、茯苓、白术、黄芩、山楂、地黄、白花蛇舌草、郁金、香附等。

【功效】栀子、白花蛇舌草、黄芩清热解毒；牡丹皮、地黄以清热凉血；当归活血调经；茯苓、白术健脾燥湿；柴胡、郁金、香附疏肝解郁理气；山楂消积。

4. 热毒夹瘀证

【治法】清热解毒，凉血化瘀。

【方药】五味消毒饮合桃红四物汤加减：金银花、连翘、蒲公英、紫花地丁、野菊花、栀子、玄参、黄芩、黄连、生石膏、牡丹皮、桃仁、红花、生甘草等。

【功效】金银花、连翘、蒲公英、紫花地丁、野菊花、栀子、石膏清热解毒；黄芩、黄连清热燥湿；玄参、牡丹皮清热凉血；桃仁、红花活血化瘀；甘草调和诸药。

5. 痰瘀聚结证或痰湿凝结证

【治法】化痰除湿，活血散结。

【方药1】海藻玉壶汤合桃红四物汤加减：海藻、昆布、陈皮、法半夏、桃仁、红花、当归、丹参、赤芍、白芷、浙贝母、夏枯草、蒲公英、皂角刺等。

【功效】海藻、昆布软坚消痰散结；陈皮、法半夏燥湿化痰；桃仁、红花、当归活血化瘀；丹参、赤芍清热活血凉血；夏枯草、蒲公英、浙贝母清热解毒、化痰散结；白芷燥湿消肿；皂角刺解毒消肿。

【方药2】仙方活命饮加减：白芷、贝母、防风、赤芍、当归、甘草、皂角刺、穿山甲、天花粉、乳香、没药、金银花、陈皮等。

【功效】白芷燥湿消肿;贝母、陈皮化痰散结;防风胜湿;赤芍清热活血凉血;当归、乳香、没药活血化瘀;皂角刺、穿山甲、天花粉、金银花清热解毒、消肿排脓;甘草调和诸药。

【方药3】桃红四物汤合二陈汤加减:当归、生地黄、川芎、白芍、桃仁、红花、法半夏、橘红、茯苓、甘草等。

【功效】当归、川芎、桃仁、红花活血化瘀;生地黄、白芍活血养血;陈皮、法半夏、橘红燥湿化痰;甘草调和诸药。

【中成药】大黄䗪虫丸,丹参酮胶囊,化瘀散结丸,当归苦参丸。

6. 冲任不调证

【治法】调和冲任,理气活血。

【方药1】逍遥散加减:柴胡、当归、赤芍、薄荷、茯苓等。

【功效】柴胡、薄荷疏肝解郁理气;当归养血活血;赤芍活血化瘀;茯苓健脾。

【方药2】二仙汤合知柏地黄丸加减:知母、黄柏、熟地黄、山茱萸、山药、牡丹皮、茯苓、泽泻、仙茅、淫羊藿、当归、巴戟天等。

【功效】知母清热泻火滋阴;黄柏清热泻火燥湿;熟地黄、当归养血滋阴;山茱萸、山药、仙茅、淫羊藿、巴戟天补益肝肾;牡丹皮凉血活血;茯苓、泽泻健脾燥湿。

【中成药】逍遥丸,知柏地黄丸,左归丸,六味地黄丸。

五、外治法

1. 中药外敷

(1)颠倒散,用茶水调涂患部,每日2次,或每晚1次,次晨洗去。

(2)三黄洗剂,或四黄洗剂,或硫黄洗剂,外搽皮损,每日2次。

(3)金黄膏,或四黄膏,或玉露膏,外敷患处,适用于有脓疱、结节、囊肿者,每日2次,或每晚1次,次晨洗去。

(4)取硫黄、浙贝母、煅石膏、枯矾、冰片各适量,共研细末,稀蜜水调搽。

(5)牵牛子、白及、甘松、山柰、海金沙等份为末,水调外敷。

2. 中药面膜

(1) 选取大黄、黄芩、黄柏、白芷、天花粉、丹参、姜黄、白及等中药,研成细末,加蜂蜜或医用淀粉适量,温开水调成糊状,均匀覆盖于面部皮损处,保留30分钟后去除,清水洗净。或加用石膏倒模治疗。

(2) 颠倒散(大黄、硫黄等量研细末),用水或蜂蜜调成稀糊状,涂于皮损处,30分钟后清水洗净,每晚1次。用于炎症性丘疹、脓疱、结节及囊肿皮损,有破瘀活血,清热散结的作用。

3. 中药湿敷

马齿苋、紫花地丁、黄柏等水煎湿敷,每日2次,每次20分钟,用于炎症性丘疹、脓疱皮损,有清热解毒,减轻炎症的作用。

4. 中药外洗

皂角30g,透骨草30g,水煎外洗。

治疗寻常痤疮中医方剂总结见表2-1。

表2-1　治疗寻常痤疮中医方剂总结表

辨证分型	治法	代表方
肺经风热证	疏风清肺,清热解毒	①枇杷清肺饮加减 ②泻白散加减
胃肠湿热证或脾胃湿热证	清热化湿,凉血解毒	①茵陈蒿汤加减 ②芩连平胃散加减
肝经郁热证	疏肝清热,凉血健脾	丹栀逍遥散加减
热毒夹瘀证	清热解毒,凉血化瘀	五味消毒饮合桃红四物汤加减
痰瘀聚结证或痰湿凝结证	化痰除湿,活血散结	①海藻玉壶汤合桃红四物汤加减 ②仙方活命饮加减 ③桃红四物汤合二陈汤加减
冲任不调证	调和冲任,理气活血	①逍遥散加减 ②二仙汤合知柏地黄丸加减

六、针灸疗法

1. 体针

主穴为百会、尺泽、曲池、大椎、合谷、肺俞等穴,配穴为四白、攒竹、下关、颊车、太阳及皮损四周穴。方法：施平补平泻手法，针刺得气后留针30分钟，每日1次。

2. 火针

常选背俞穴，如肺俞、膈俞、脾俞、胃俞。皮肤常规消毒后，取火针在酒精灯上将针尖烧红后，迅速直刺各穴，每穴点刺3下，隔日1次。

3. 耳针或耳穴贴压

取内分泌、皮质下、肺、心、胃、交感、缘中（脑点）、面颊、额等穴，用王不留行籽贴在穴位上，每天轻压1分钟左右，每5日更换1次。

4. 耳尖点刺放血

在耳郭上选定耳尖处，常规消毒后，用三棱针在耳尖上点刺，然后在点刺部位挤出瘀血6~8滴，每周治疗1~2次。

5. 耳穴埋针

主穴取肺、膈、内分泌、皮质下，用皮内针埋入，每天按压数次，每次10分钟。

6. 穴位注射

丹参注射液或鱼腥草注射液2ml，每次选取双侧手三里，或曲池，或足三里，或血海，一组双侧穴位各注射1ml，交替更换穴位，隔日或三日1次，7次为1个疗程。

七、其他中医特色疗法

1. 刺络拔罐

取7穴，多为肺俞、大椎、脾俞、胃俞、大肠俞、膈俞、肾俞等。每次取背俞穴4~6个，三棱针刺破皮肤，然后在点刺部位拔罐，留罐10~15分钟，3日1次，10次为1个疗程。

2. 自血疗法

对一些反复发作的肺风粉刺，可用自身静脉血4ml抽出后即刻肌内注射，隔天1次，10次为1个疗程。

八、预防与调护

（1）对心理负担较重的患者要进行耐心地解释和积极地鼓励,这对痤疮的治疗相当重要。患者既要保持乐观情绪,又要对治疗具有信心,避免精神紧张,才能积极配合治疗,从而达到最佳治疗效果。

（2）忌食辛辣及肥甘厚腻的食物,如辣椒、酒类、牛肉、羊肉、虾、蟹等。少吃富含脂肪、糖类食物,并避免刺激性饮食,如动物性脂肪、甜食、烟酒等。多吃新鲜蔬菜、水果,多饮水。

（3）保持大便通畅,防止便秘。

（4）养成良好的生活习惯,保证充足睡眠,避免熬夜。保持精神和情绪稳定,避免工作或学习过于紧张。

（5）禁止用手挤压皮损,以免炎症扩散加重皮损,痊愈后可能加重色素沉着及遗留凹陷性瘢痕。

（6）注意面部清洁,平时可用清水洗面,每天 2~3 次为宜,皮脂较多时可适当增加洗面次数。若需要使用皮肤清洁剂,则选择无刺激及不致敏的温和型产品。不要滥用化妆品,特别是粉质和油质化妆品,容易引起堵塞毛孔,造成皮脂淤积而形成粉刺。

（7）若无其他特殊疾病,应避免长期服用碘化物、溴化物及糖皮质激素等药物。

九、预后与转归

痤疮轻症者一般预后良好,经治疗痊愈后近期虽会有继发性色素沉着,但一般 3 个月至半年内会逐渐消退,恢复正常肤色。严重的痤疮治疗不及时或不恰当,可遗留继发性瘢痕疙瘩或永久性色素沉着而影响美观。

参 考 文 献

1. 陈德宇 . 中西医结合皮肤性病学 [M]. 北京 : 中国中医药出版社 , 2012.

2. 中华中医药学会 . 中医皮肤科常见病诊疗指南 [M]. 北京 : 中国中医药出版社 , 2012.

3. 杨志波 , 范瑞强 , 邓丙戌 . 中医皮肤性病学 [M]. 北京 : 中国中医药出版社 , 2010.

4. 李曰庆 , 何清湖 . 中医外科学 [M]. 北京 : 中国中医药出版社 , 2012.

5. 国家中医药管理局 . 中医病证诊断疗效标准 [S]. 南京 : 南京大学出版社 , 1994.

6. 邓丙戌 . 皮肤病中医外治学 [M]. 北京 : 科学技术文献出版社 , 2005.

7. 李元文 . 中医皮肤科临证必备 [M]. 北京 : 人民军医出版社 , 2014.

8. 陈达灿 , 范瑞强 . 皮肤性病科专病中医临床诊治 [M]. 北京 : 人民卫生出版社 , 2013.

9. 刘巧 . 中医皮肤病诊疗学 [M]. 北京 : 人民卫生出版社 , 2014.

10. 鞠强 . 中国痤疮治疗指南 (2019 修订版)[J]. 临床皮肤科杂志 , 2019, 48 (9): 583-588.

11. 赵炳南 , 张志礼 . 简明中医皮肤病学 [M]. 北京 : 中国中医药出版社 , 2014.

12. 黄尧洲 . 皮肤病中医特色诊疗 [M]. 北京 : 人民军医出版社 , 2008.

第三章　寻常痤疮的中医古籍研究

导语：中医古籍汇聚了古代医家防治疾病经验与学术理论的丰富信息，许多理论和治疗措施依然指导着现代临床诊治实践。本章描述了《中华医典》中系统检索古代中医痤疮治疗经验的结果。通过查找古代词典和痤疮中医相关专著确定了古籍检索词，共检出接近 500 条古籍条文，结果显示口服及外用中药方剂是治疗痤疮的重要手段。

一、概述

对中医药临床实践的文字记载可追溯到春秋时期（前 770—前 476）和战国时期（前 474—前 221）。从这段时期的古籍资料可见，当时中医学已经建立了阴阳学说，中医治疗措施包括了艾灸、中药汤剂以及针刺等疗法。

痤疮是中医古籍记载最常见的皮肤病之一，历代文献中有关该病的病名有很多，包括"皶""痤""粉刺""面疱""嗣面""粉花疮""肺风粉刺"等不同称谓。关于痤疮的病名最早记载之一见于《素问》"劳汗当风，寒薄为皶，郁乃痤"。晋朝至隋唐时期新的病名逐渐出现，如"粉刺"（《肘后备急方》），"面疱""嗣面"（《诸病源候论》）等。明清时期的专著大多数仍沿用之前的痤疮病名。然而部分专科著作提出了更具体的病名，如"粉花疮"（《外科启玄》）、"肺风粉刺"（《外科正宗》）。为了规范痤疮的中医病名，目前许多教科书使用"肺风粉刺"或"粉刺"作为痤疮的正式中医病名。

近年来已有发表的有关痤疮古代文献研究文章，其中主要整理归纳了古代中医治疗痤疮的外用和内服中药方剂。古代医家比较推崇内外结合治疗痤疮，并强调辨证分型指导痤疮治疗。外用药包括多种剂型，如软膏、粉剂、溶液等,用于外涂和外洗皮肤。从这些研究文章整理的结果可见,口服中药与外用中药均为治疗痤疮的常规手段,内外结合疗法的运用也显现出古代医家治疗痤疮丰富的临床经验。

虽然中医古籍文献数量庞大,但数字化丛书的出现使得对中医古籍的系统检索和评价成为可能。《中华医典(第5版)》是一套光盘版大型中医电子丛书,是迄今为止最大的中医电子图书集,汇集了1 000余部新中国成立前历代中医著作。

二、检 索 词

通过对皮肤病专科著作和其他医学书籍、词典进行手工检索而确定痤疮古籍检索词。参考文献如下:
- 《常见中西医疾病名称对照及 ICD 编码》(于敏兰主编)
- 《皮肤病中医诊疗简编》(徐宜厚编著)
- 《中西医病名对照大辞典》(林昭庚主编)
- 《辞海》
- 《辞源》
- 《中国医学大辞典》(谢观主编)

从上述书籍共确定了17个检索词,我们分别对每个检索词进行试检索并得出初步的检索条文数。在试检索过程中还发现了其他更多相关的检索词,故一并列为痤疮古籍检索词。最终得出了24个痤疮古籍检索词(表3-1)。

表 3-1 古籍检索词

检索词	
暗疮	酒刺
痤	酒渣
痤疮	酒渣鼻
痤痱	面疮
肺风	面刺

续表

检索词	
肺风粉刺	面疱
肺风酒刺	皰
粉刺	嗣面
粉疵	糟鼻
粉花疮	皶
粉滓	皶皰
风刺	皶疱

三、检索和条文编码

在《中华医典》检索框中输入检索词,进行目录和正文检索,并将检索结果导出为 EXCEL 文件以进行数据整理。我们将引用了一个或多个检索词的独立且明确的段落定义为一条引文。根据文献类型、出处以及出版朝代对条文进行编码。本章仅检索和分析成书于 1949 年以前的古籍文献。

四、数据分析

每一个检索词的条文命中总数是题名检索和全文搜索的结果总和。检索得出的文献经过除重后,再根据排除标准删除与痤疮不相关的文献。排除标准为:

- 与痤疮无关
- 词典类的条文
- 本草类的条文

根据纳入的条文内容与痤疮的相似度进行编码,包括痤疮的定义、病因病机和中医治疗类条文。通过对条文内容进行阅读和筛选,根据其与痤疮的吻合程度判断该条文与痤疮的相关程度,同时排除未提及任何治疗的条文。

由于痤疮的临床表现多种多样,我们建立了相关的判断标准并由两名中医皮肤科医师对条文进行独立评价,判断其与痤疮的相关程度,若出现评价结果不一致时则由两名医师共同讨论后决定,最终结合评价结果得出以下两类条文:

- "可能为痤疮",包括可能或很可能为痤疮的条文。
- "很可能为痤疮",仅指很可能为痤疮的条文。

五、检索结果

(一)痤疮相关条文的概述

在《中华医典》中分别对 24 个检索词进行检索,共命中 2 114 条条文(表 3-2)。其中有 76 条通过 2 个或以上的检索词检出,检出条文数超过 100 条的检索词有 6 个,"肺风"的命中率最高(512 条,24.2%)。而部分现代医学辞典和教科书中有关痤疮的病名描述,如粉花疮、面刺、糟鼻、肺风酒刺、皵皰、嗣面、粉疵、皵疱、暗疮的检出条文均很低(均不足 10 条)。

表 3-2　检索词命中数

检索词	命中率 /%	检索词	命中率 /%
肺风	512(24.2)	酒渣鼻	36(1.7)
粉刺	276(13.1)	肺风粉刺	25(1.2)
面疮	252(11.9)	痤疮	11(0.5)
痤	234(11.1)	粉花疮	9(0.4)
皵	202(9.6)	面刺	9(0.4)
风刺	128(6.1)	糟鼻	8(0.4)
痤痱	87(4.1)	肺风酒刺	5(0.2)
面疱	79(3.7)	皵皰	3(0.1)
酒刺	71(3.4)	嗣面	3(0.1)
皰	51(2.4)	皵疱	3(0.1)
酒渣	55(2.6)	粉疵	2(0.09)
粉滓	41(1.9)	暗疮	1(0.05)

注:一些条文可能被一个或多个检索词同时命中,因此频次总和可能大于100%。

对检出的条文进行除重与筛选,排除了与痤疮不相关条文、词典类条文、本草类条文,最终纳入458条条文。其中,69条条文描述了疾病症状但未提及治疗,389条条文使用了中药或其他中医疗法如漱口或非中药外敷,但无任何针灸治疗相关的条文。

(二)古籍对痤疮的定义与病因病机的描述

最早描述痤疮的条文之一见于《素问》:"汗出见湿,乃生痤痱。高粱之变,足生大丁,受如持虚。劳汗当风,寒薄为皶,郁乃痤。"文中论述了痤疮的病因和发病机制,利用现代中医术语叙述即为:出汗时,汗孔开,易感风寒邪气,脂液遂凝于汗孔,容易发生小的疮疖和痱子,郁积日久不散,则变为痤疮。此外,久食肥甘厚腻,易生痰湿,阻遏胃肠运化,胃肠属阳明经脉,因此经脉循行部位如足部也会发生疔疮,当然足部并非痤疮常见的发病部位,故条文的内容除了描述痤疮外,可能还包含现代医学的毛囊炎、疖肿等皮肤感染性疾病。

明代吴昆在《素问吴注·生气通天论三》(1594)记载:"劳汗当风,寒薄为皶,郁乃痤。皶,织加切。形劳汗发,凄风外薄,肤腠当寒,脂液遂凝于玄府,皶刺生于皮中,俗称粉刺。痤,疖也,内蕴血脓,形大如枣者。"劳累汗出后(通常指体力劳动),如果感受风寒邪气,则皮肤毛孔(玄府)易被皮脂堵塞,从而产生粉刺即痤疮,严重者脓性分泌物及渗血内有脓血,形似枣。

外风之邪作为病因导致痤疮的描述最早记载于《诸病源候论》(610):"嗣面者,云面皮上有滓如米粒者也。此由肤腠受于风邪,搏于津液,津液之气,因虚作之也。亦言因敷胡粉而皮肤虚者,粉气入腠理化生之也。"该条文解释了体虚外感风邪导致痤疮的病机,并描述了皮损表现。另外古代医家很早就提出化妆品为痤疮的病因之一,条文中所说的胡粉即铅粉,为古代女性化妆品的原料,胡粉外敷于皮肤,以致毛囊堵塞,故生痤疮。条文里描述了皮损形态,"滓如米粒者"比较符合闭合性粉刺的表现。

随着时间的推移,历代医家对痤疮的描述趋于详尽。皮肤病经典专著《外科心法要诀》(1742)所载痤疮相关条文体现了清代对该病认识的"承前"和"启后",在对既往文献整理归纳的基础上,结合医疗实践,进一步充实了该学科的内容。"肺风粉刺肺经热,面鼻疙瘩赤肿疼,破出粉汁或结屑,枇杷颠倒自收功。"该书对痤疮的症状描述更为具体,并认识到痤疮是一种慢性易复发的疾病。书中记载了临床表现和多种治疗手段,对现代中医临床实践仍有重要意义。书中所载"肺风粉刺",因其皮损位置在肺经循行部位而得名。由肺经血热导致面鼻部皮疹,红肿热痛,形状如小米粒,可破溃出白色分泌物,这种描述已经非常贴近现代痤疮的常见临床表现。此外,文中提到口服枇杷清肺饮结合外敷颠倒散,这两个方剂均为临床指南和教科书中推荐的方药(详见第二章)。

(三)中医证型

共有 83 条条文描述了中医证候(18.1%)。我们对不同的中医证候进行归纳分类,在此基础上进行中医证型的频次分析。最早出现的证型是风热证,见于《太平圣惠方》(992)。风邪在古代常被认为是痤疮的病因之一,共有 64 条条文提及。肺风证是风邪条文中最常见的证型(26 条),其他包括肺风毒(17条),风热(11 条),肺经风热(3 条),脾肺风湿搏热(2 条),风热毒、肺脾风毒、风湿、风客皮毛和肺胃风邪(各 1 条)。其中,肺经风热证为现代教科书和临床指南的证型之一。

其他证候包括火热之邪(40 条)和痰湿 / 湿热(4 条)。《万病回春》(1587)记载肾气及肾阴两虚证,以六味地黄丸治疗。而现代教科书和临床指南推荐该方用于冲任不调型痤疮的治疗。

共 10 条条文涉及血证,包括肺郁血热(8 条)和血热(2 条)。现代教科书和临床指南纳入了 2 种与血证相关的证型,热毒血瘀证和痰阻血瘀证。由此可见,现代中医更强调血瘀,这反映了现代研究对痤疮病因病机认识的不断深入。

(四)符合痤疮条文中的症状描述

根据条文的症状描述判断其与痤疮相关程度,共纳入了 458 条,其中有322 条描述了皮损部位。尽管一些条文描述了多个位置的皮损,但在频次分析时每个皮损部位仅计数一次。其中,面部痤疮 293 条条文,符合面部为痤疮的好发部位。鼻部 62 条,单纯提及额部和胸部各 1 条。有 14 条条文虽提及皮损,但未说明具体位置。

我们对可能为痤疮的条文中出现的相关症状进行评价。将具有相同或相似含义的症状合并进行分析,例如"肿""小肿""焮肿"均归属于"肿胀"。

最常见的描述是"粉刺"（136 次）（表 3-3），该词既是疾病名（痤疮）也是症状名，因此出现频次较高。"疮"也是描述皮损的高频词，有 124 条条文中提及。其他描述皮损名词包括"赤""肿""黑""垢腻"等，或描述自觉症状如"痒"。一些条文记载了皮损形态和大小，14 条"如米大"，9 条条文指出皮损形状似小米"形如黍屑"，6 条条文形容皮损似豆"如豆"，4 条条文描述皮损大小"大如酸枣"。

表 3-3　可能为痤疮条文中的高频症状

症状	频次
粉刺	136
疮	124
赤	55
疱	29
疖	20
肿	16
如米大	14
黑	11
垢腻	11
痒	11

在上述 458 条可能为痤疮的条文中有 123 条被筛选为很可能为痤疮的条文。这些条文中的症状描述与可能为痤疮的条文相似（表 3-4），在表 3-3 和表 3-4 高频症状名词中，除"疱""垢腻""痒""形如黍屑""紫"和"破出粉汁"外，其余症状名词均同时囊括在两个表中。

表 3-4　很可能为痤疮条文中的高频症状

症状	频次
粉刺	76
疮	38
赤	32
疖	19
肿	14
如米大	13

续表

症状	频次
形如黍屑	9
黑	8
紫	6
破出粉汁	6

（五）中药疗法

我们对可能为痤疮,以及很可能为痤疮条文中的治疗措施进行了分析。由于部分条文同时提及了多种治疗,故所有涉及中医治疗的条文均按照治疗措施(单味药、方剂)而被拆分为单独的条文进行统计分析。因此,389个涉及治疗的条文被拆分成了500个治疗类条文。其中488个与中药治疗有关,这些条文分别出自于124本唐代以前的古籍专著中。其中约80本古籍检索出了2条或以上的条文,检出最多条文(55个)的古籍是《普济方》(公元1406年)。

1. 中药治疗条文的朝代分布

大多数治疗类条文出现在明清两代的古籍中(372条,76%)(表3-5)。提及中药治疗信息的可能与痤疮相关的条文最早出自于《肘后备急方》(约3世纪),该书提到本病时又称"面疮"(1条条文)、"粉刺"(2条条文)。最晚的2条条文出自于近代《丁甘仁先生家传珍方》(约1924),文中分别称痤疮为"肺风"和"粉刺"。

表3-5　中药治疗条文的朝代分布

朝代	条文数目
唐代以前(618年以前)	8
唐代,五代十国(618—960)	12
宋金时期(960—1271)	74
元代(1271—1368)	14
明代(1368—1644)	217
清朝(1644—1911)	155
民国(1911—1949)	8
总计	488

2. 常用中药和方剂

中药治疗包括单味中药和中药方剂,可能为痤疮条文中的治疗均为口服或外用中药。下面对中药和方剂的使用频次进行了统计分析。

(1)可能为痤疮条文中的高频方剂

在488个中药治疗类条文中,有330条条文提及了方剂名,其余均无描述具体方名。这些没有方名的方剂为无名方,一般只罗列方药组成,或者以其功效命名如"治粉刺方""治去酒刺面疮方"。用药途径方面,有124条条文提及口服中药,353条条文提及外用中药,5条条文提及口服联合外用中药,6条条文未明确用药方式。由此可看出,中药治疗痤疮多采用外治法。

对有方名的方剂进行频次统计分析(表3-6)。方药的组成部分一般引用原著内容,若条文没有描述方药组成,则查找原著中其他章节内容。若原著内容仍无法确定方药组成,则引用《中医方剂大辞典》里该方剂的组成。

表3-6　可能为痤疮条文中的高频方剂

方剂名	用法	组成	条文数
桦皮散	口服	杏仁,荆芥穗,枳壳,桦皮,甘草(《太平惠民和剂局方》,1107年)	18
防风通圣散	口服	防风,川芎,当归,芍药,大黄,连翘,薄荷,麻黄,石膏,桔梗,黄芩,白术,山栀子,荆芥穗,滑石,甘草,生姜(《素问病机气宜保命集》,1186年)	11
硫黄膏	外用	硫黄(《圣济总录》,1117年)	11
颠倒散	外用	大黄,硫黄(《医宗金鉴·外科心法要诀》,1742年)	10
玉肌散	外用	绿豆,滑石,白芷,白附子《外科正宗》(1617年)	10
枇杷清肺饮	口服	枇杷叶,桑白皮,黄连,黄柏,人参,甘草(《外科大成》,1665年)	8
玉容散	外用	皂角,升麻,楮实子,甘松,山柰,砂仁,天花粉,白芷,白及,糯米,白丁香,绿豆(《古今医鉴》,1589年)	8
枇杷叶丸	口服	枇杷叶,杏仁,半夏,丁香,木香,皂荚(《圣济总录》,1117年)	7
硫黄散	外用	生硫黄,轻粉,杏仁(《世医得效方》,1345年)	6
平胃散	外用	苍术,厚朴,陈皮,甘草(《中医方剂大辞典》)	6
莹肌如玉散	外用	楮实,白及,升麻,甘松,白丁香,连皮砂仁,糯米,三赖子,绿豆,皂角(《卫生宝鉴》,1343年)	6
真君妙贴散	外用	明净硫黄,荞面,白面(《外科正宗》,1617年)	6

(2)可能为痤疮条文中的高频中药

对方剂组成进行中药使用频次分析,根据用药途径的不同,分为口服结合外用中药、口服中药、外用中药。

有5条条文描述了口服联合外用中药,其中4条条文提及了浮萍,该药性寒味辛,有解表发汗的作用;一条条文提及了麦冬、橘红。有6条条文未说明用药途径,其中有4条条文记载了方名,但未给出具体组成;剩余2条条文分别使用了硫黄和使君子。

所有口服中药类条文共使用了122种不同的中药。前五位高频中药分别为甘草、荆芥(荆芥穗)、川芎、防风和黄芩(表3-7)。甘草使用频次最高的主要原因为其经常作为使药入方,其他大部分高频中药现今仍是临床常用药(详见第2章)。桦皮散为纳入古籍条文中使用频次最高的方剂,因此桦皮也是高频中药之一,但目前临床上已经很少运用。

表3-7 可能为痤疮条文中的高频中药(口服)

中药名	植物学名	条文数
甘草	*Glycyrrhiza uralensis* Fisch.;*Glycyrrhiza inflata* Bat.; *Glycyrrhiza glabra* L.	54
荆芥/荆芥穗	*Schizonepeta tenuifolia* Briq.	41/25
川芎	*Ligusticum chuanxiong* Hort.	35
防风	*Saposhnikovia divaricata*(Turcz.)Schischk.	31
黄芩	*Scutellaria baicalensis* Georgi	28
连翘	*Forsythia suspensa*(Thunb.)Vahl	26
薄荷	*Mentha haplocalyx* Briq.	25
栀子	*Gardenia jasminoides* Ellis	24
杏仁	*Prunus armeniaca* L.var.*ansu* Maxim.;*Prunus sibirica* L.; *Prunus mandshurica*(Maxim.)Koehne;*Prunus armeniaca* L.	20
当归	*Angelica sinensis*(Oliv.)Diels	18
枳壳	*Citrus aurantium* L.	18
白芷	*Angelica dahurica*(Fisch.ex Hoffm.)Benth.et Hook.f.; *Angelica dahurica*(Fisch.ex Hoffm.)Benth.et Hook.f.var. *formosana*(Boiss.)Shan et Yuan	18

续表

中药名	植物学名	条文数
苦参	*Sophora flavescens* Ait.	18
黄连	*Coptis chinensis* Franch.；*Coptis deltoidea* C.Y.Cheng et Hsiao；*Coptis teeta* Wall.	17
枇杷叶	*Eriobotrya japonica*（Thunb.）Lindl.	15
桦皮	*Betula platyphylla* Suk.	15
桔梗	*Platycodon grandiflorum*（Jacq.）A.DC.	14
石膏	Gypsum Fibrosum	14
桑白皮	*Morus alba* L.	13

可能为痤疮的条文共记载了 79 种外用中药,使用频次最高的中药是白芷(86 条条文)(表 3-8),该药也是高频口服中药之一(表 3-7)。其他高频中药包括轻粉、硫黄、皂角和白附子。虽然表 3-8 中列出的中药为外用,但也有几种中药同时用于口服,如白芷和防风。

表 3-8　可能为痤疮条文中的高频中药(外用)

中药名	植物名	条文数
白芷	*Angelica dahurica*（Fisch.ex Hoffm.）Benth.et Hook.f.；*Angelica dahurica*（Fisch.ex Hoffm.）Benth.et Hook.f.var. *formosana*（Boiss.）Shan et Yuan	86
轻粉	Calomelas	73
硫黄	Sulfur	68
皂角	*Gleditsia sinensis* Lam.	52
白附子	*Typhonium giganteum* Engl.	48
甘松	*Nardostachys jatamansi* DC.	43
丁香	*Eugenia caryophyllata* Thunb.	41
杏仁	*Prunus armeniaca* L.var.*ansu* Maxim.；*Prunus sibirica* L.；*Prunus mandshurica*（Maxim.）Koehne；*Prunus armeniaca* L.	40
绿豆	*Phaseolus radiatus* L.	40
山奈	*Kaempferia galanga* L.	39
白及	*Bletilla striata*（Thunb.）Reichb.f.	39

续表

中药名	植物名	条文数
白蔹	*Ampelopsis japonica*（Thunb.）Makino	33
铅粉	Lead powder	29
天花粉	*Trichosanthes kirilowii* Maxim.；*Trichosanthes rosthornii* Harms	26
白矾	Alumen	25
细辛	*Asarum heterotropoides* Fr.Schmidt var.*mandshuricum*（Maxim.）Kitag.；*Asarum sieboldii* Miq.var.*seoulense* Nakai；*Asarum sieboldii* Miq.	25
升麻	*Cimicifuga heracleifolia* Kom.；*Cimicifuga dahurica*（Turcz.）Maxim.；*Cimicifuga foetida* L.	23
楮实子	*Broussonetia papyrifera*（L.）Vent.	23
防风	*Saposhnikovia divaricata*（Turcz.）Schischk.	23

（3）很可能为痤疮条文中的高频方剂

我们对很可能为痤疮的条文进行了更为详细的分析。在164条条文中，有75条条文为口服方，87条条文为外用方，1条条文为口服联合外用，剩余1条未明确用药途径。该结果与上述可能为痤疮条文的结果不同，口服方剂较外用方剂频次更高（表3-9）。164条条文中有48条明确了方剂名称，有54条为无名方。

桦皮散（17条条文）和防风通圣散（11条条文）为高频方剂的前两位，与可能为痤疮条文的频次结果大致相同，这也充分说明了它们在古代常被用于治疗痤疮。

表3-9　很可能为痤疮条文中的高频方剂

方剂名	用法	组成	条文数
桦皮散	口服	杏仁,荆芥穗,枳壳,桦皮,甘草（《太平惠民和剂局方》,1151年）	17
防风通圣散	口服	防风,川芎,当归,芍药,大黄,连翘,薄荷,麻黄,石膏,桔梗,黄芩,白术,山栀子,荆芥穗,滑石,甘草,生姜（《素问病机气宜保命集》,1186年）	11

续表

方剂名	用法	组成	条文数
颠倒散	外用	大黄,硫黄(《医宗金鉴·外科心法要诀》,1742 年)	9
枇杷清肺饮	口服	枇杷叶,桑白皮,黄连,黄柏,人参,甘草(《外科大成》,1665 年)	8
硫黄膏	外用	硫黄(《世医得效方》,1345 年)	7
硫黄散	外用	生硫黄,轻粉,杏仁(《世医得效方》,1345 年)	5
连翘散	口服	连翘,川芎,白芷,黄连,苦参,荆芥,贝母,甘草,桑白皮,山栀子(《古今医鉴》,1589 年)	4
清肺饮	口服	连翘,川芎,白芷,黄连,黄芩,荆芥,桑皮,苦参,山栀,贝母,甘草(《寿世保元》,1615 年)	4
八白散	外用	白丁香,白及,白僵蚕,白牵牛,杜蒺藜,新升麻,三赖子,白蔹,白芷,白附子,白茯苓(《卫生宝鉴》,1343 年)	3
黄芩清肺饮	口服	川芎,当归,赤芍,防风,生地,干葛,天花粉,连翘,红花,黄芩,薄荷(《外科正宗》,1617 年)	3
枇杷叶丸	口服	枇杷叶,黄芩,甘草,天花粉(《外科正宗》,1617 年)	3
旋复花丸	口服	旋复花,防风,白芷,甘菊,天南星,半夏,石膏,川芎,陈皮,白附子,蝎梢,僵蚕(《医学纲目》,1565 年)	3

(4)很可能为痤疮条文中的高频中药

很可能为痤疮条文中共有 122 种口服中药,高频中药前 6 位分别为甘草、荆芥(荆芥穗)、川芎、连翘、防风、黄芩,结果与可能为痤疮条文非常接近(表 3-10)。

表 3-10 很可能为痤疮条文中的高频中药(口服)

中药名	植物学名	条文数
甘草	*Glycyrrhiza uralensis* Fisch.;*Glycyrrhiza inflata* Bat.;*Glycyrrhiza glabra* L.	43
荆芥 / 荆芥穗	*Schizonepeta tenuifolia* Briq.	35/20
川芎	*Ligusticum chuanxiong* Hort.	28
连翘	*Forsythia suspensa*(Thunb.)Vahl	24

中药名	植物学名	条文数
防风	*Saposhnikovia divaricata*（Turcz.）Schischk.	21
黄芩	*Scutellaria baicalensis* Georgi	21
栀子	*Gardenia jasminoides* Ellis	18
薄荷	*Mentha haplocalyx* Briq.	17
当归	*Angelica sinensis*（Oliv.）Diels	16
枳壳	*Citrus aurantium* L.	16
桦皮	*Betula platyphylla* Suk.	15
杏仁	*Prunus armeniaca* L.var. *ansu* Maxim.；*Prunus sibirica* L.；*Prunus mandshurica*（Maxim.）Koehne；*Prunus armeniaca* L.	15
石膏	Gypsum Fibrosum	14
白芷	*Angelica dahurica*（Fisch. ex Hoffm.）Benth.et Hook.f.；*Angelica dahurica*（Fisch. ex Hoffm.）Benth.et Hook.f.var. *formosana*（Boiss.）Shan et Yuan	13
黄连	*Coptis chinensis* Franch.；*Coptis deltoidea* C.Y.Cheng et Hsiao；*Coptis teeta* Wall.	13
桑白皮	*Morus alba* L.	13
白术	*Atractylodes macrocephala* Koidz.	11
滑石	Talcum	11
桔梗	*Platycodon grandiflorum*（Jacq.）A.DC.	11
麻黄	*Ephedra sinica* Stapf；*Ephedra equisetina* Bge.；*Ephedra intermedia* Schrenk et C.A.Mey	11

　　同样,很可能为痤疮条文中的外用中药频次结果与可能为痤疮条文也大致相同(表3-11)。轻粉(即汞粉)和芜青由于其毒性,目前已基本不用于临床治疗。白丁香(即雀粪)目前亦很少被使用。其余高频中药仍为临床常用药。

表3-11　很可能为痤疮条文中的高频中药(外用)

中药名	植物学名	条文数
硫黄	Sulfur	30
轻粉	Calomelas	30

续表

中药名	植物学名	条文数
白芷	*Angelica dahurica*（Fisch.ex Hoffm.）Benth.et Hook.f.；*Angelica dahurica*（Fisch.ex Hoffm.）Benth.et Hook.f.var. *formosana*（Boiss.）Shan et Yuan	25
白附子	*Typhonium giganteum* Engl.	15
杏仁	*Prunus armeniaca* L.var.*ansu* Maxim.；*Prunus sibirica* L.；*Prunus mandshurica*（Maxim.）Koehne；*Prunus armeniaca* L.	14
蝉蜕	*Cryptotympana pustulata* Fabricius	11
全蝎	*Buthus martensii Karsch*	11
芫青	*Lytta caragana* Pallas	11
白丁香	*Syringa oblata* Lindl.var.*alba* Rehder	10
白及	*Bletilla striata*（Thunb.）Reichb.f.	10
天花粉	*Trichosanthes kirilowii* Maxim.；*Trichosanthes rosthornii* Harms	10
山奈	*Kaempferia galanga* L.	9
升麻	*Cimicifuga heracleifolia* Kom.；*Cimicifuga dahurica*（Turcz.）Maxim.；*Cimicifuga foetida* L.	9
白蔹	*Ampelopsis japonica*（Thunb.）Makino	8
大黄	*Rheum palmatum* L.；*Rheum tanguticum* Maxim.ex Balf.；*Rheum officinale* Baill.	8
皂角	*Gleditsia sinensis* Lam.	8
甘松	*Nardostachys jatamansi* DC.	7
绿豆	*Phaseolus radiatus* L.	7

3. 中药疗法小结

　　中药是古代治疗痤疮的主要手段且应用历史悠久。在纳入的古籍条文中得出中药治疗痤疮的记载最早出现于《肘后备急方》(约 3 世纪)。古籍文献记载了大量的中药方,但大部分仅罗列出方药组成和描述功效,而未提及具体方名,故在一定程度上影响我们的统计结果。古代中药治疗痤疮主要分为口服和外用两类,这也与现代临床实践思路一致(详见第 2 章)。古籍条文记载的部分方剂一直沿用至今,在临床指南和中医教科书中也有推荐,包括枇杷清肺饮、防风通圣散、六味地黄丸和颠倒散。

(六) 其他中医疗法

共 12 条条文记载了除中药以外的其他中医疗法,主要出自明清时期,最早的条文出自《医方选要》(1495)。这些条文均属于可能为痤疮条文范畴,痤疮发病部位主要在面部,其中 1 条条文提及了鼻部。条文描述的皮损形态包括丘疹或疱(4 条条文),粉刺(2 条条文)和疱(1 条条文)。

治疗措施以外用为主,包括一些非中草药疗法。3 条条文使用淀粉混合菜籽油或菜油敷于患处;2 条条文将鸡蛋与醋混合敷于患处;3 条条文运用唾液涂于皮肤表面,其中 1 条条文描述用水漱口,将漱口水喷洒于患处;2 条条文使用了盐。在清代,有 1 条条文提及将染布青汁(主要成分为青黛)作为外用药治疗痤疮。

六、古籍研究小结

"粉刺"和"面疮"这两个检索词各检出了 200 多条痤疮相关条文(分别为 248 条和 238 条),现代教科书和指南亦有运用。有 10 个检索词检出的条文数少于 10 条,分别为粉花疮、面刺、糟鼻、肺风酒刺、皶皰、嗣面、肺风粉刺、粉疵、皶疱和暗疮,说明这些名词不是古籍文献描述痤疮的常用词。

《医宗金鉴·外科心法要诀》(1742)中记载关于"肺风粉刺"的条文为痤疮相关的最早古籍文献之一。在本章对古籍文献系统整理过程中也检索到了该条文,主要描述了运用枇杷清肺饮治疗痤疮。在我们纳入的古籍文献当中发现了比《医宗金鉴·外科心法要诀》更早的痤疮相关条文,出自《太平圣惠方》(992)。检索结果显示在很可能为痤疮条文中,最早记载痤疮的 2 条条文均出自《太平圣惠方》,但条文中记载的方剂均无具体方名。

由于语言会随着时间推移发生演变,因此对古籍文献的筛选和分析更为复杂。每个临床医生对古籍文献的理解均存在差异,为了减少这种主观理解对文献筛选的影响,我们由两位皮肤科临床医生独立判断条文是否符合痤疮和评价其与痤疮的相关程度,若评价结果不一致,则通过讨论达成共识。当然通过这种方式亦未必能完全避免对条文内容解读产生歧义的可能性,这也是本研究的局限性之一。

在高频方剂结果中可见数个经典方剂,如枇杷清肺饮(《外科大成》)、防风通圣散(《素问病机气宜保命集》)、六味地黄丸(《万病回春》)和颠倒散(《医宗金鉴·外科心法要诀》),这些方剂全部被现代临床和教材科推荐使用(见第二章),一定程度上说明古今对痤疮的治疗有较好的一致性,也提示这些方剂的临床疗效较好。

在纳入的文献资料中没有发现有关针灸治疗的证据。可能为痤疮的条文中记载了一些其他疗法,例如使用菜油、唾液、鸡蛋、染布汁等外用于患处。这些方法都具有一定的科学基础,例如染布汁的主要成分为青黛,具有清热解毒凉血的功效;菜油可消肿毒;鸡蛋清亦有清热解毒、护肤的作用;有实验研究表明唾液具备抗菌特性,这也说明古代医家们在当时已有这方面的认识。

本章对古籍文献的系统检索和整理的结果与既往发表的痤疮相关古籍研究的结果比较符合,均显示口服和外用中药是古代医家治疗痤疮的主要手段,且这种内外结合的学术思想亦一直沿用至今,对现今的临床实践具有很大的指导作用。

参 考 文 献

1. NEEDHAM J, LU G, SIVIN N. Science and civilisation in China [M]. Cambridge: Cambridge University Press, 2000.

2. 潘纯, 戴慎. 痤疮源流探析 [J]. 现代中西医结合杂志, 2011, 30: 3845-3846.

3. 伍景平, 高歆昌, 程宏斌. 新论中医粉刺与痤疮病名 [J]. 四川中医, 2014, 4: 46-47.

4. HU R. Encyclopedia of traditional Chinese medicine [M]. Changsha: Hunan Electronic and Audio-Visual Publishing House, 2000.

5. MAY B, LU C, XUE C. Collections of traditional Chinese medical literature as resources for systematic searches [J]. J Altern Complement Med, 2012, 18 (12): 1101-1107.

6. MAY B, LU Y, LU C, et al. Systematic assessment of the representativeness of published collections of the traditional literature on Chinese medicine [J]. J Altern Complement Med, 2013, 19: 403-409.

7. BENSKY D, CLAVEY S, E. S. Chinese herbal medicine materia medica [M]. 3rd ed. Seattle, US: Eastland Press, Inc, 2004.

8. LIU C X, FAN H R, LI Y Z, et al. Research advances on hepatotoxicity of herbal medicines in China [J/OL]. Biomed Res Int, 2016, 2016: 7150391.(2016-12-18)[2021-06-14] https:// pubmed. ncbi. nlm. nih. gov/28078299/. DOI: 10. 1155/2016/7150391.

9. 李曰庆 , 何清湖 . 中医外科学 [M]. 北京 : 中国中医药出版社 , 2012.

10. 陈德宇 . 中西医结合皮肤性病学 [M]. 北京 : 中国中医药出版社 , 2012.

11. 国家中医药管理局 . 中医外科学 [M]. 南京 : 南京大学出版社 , 1994.

12. HUMPHREY S P, WILLIAMSON R T. A review of saliva: normal composition, flow, and function [J]. J Prosthet Dent, 2001, 85 (2): 162-169.

第四章　临床研究证据评价方法

导语：本章介绍了中医治疗寻常痤疮临床研究证据检索和评价的方法和过程。通过对数据库进行全面检索，根据纳入标准进行文献筛选，再评价纳入文献的方法学质量，最后通过数据整合以评价不同中医干预措施的疗效。

国内关于痤疮中医治疗的系统评价也屡有报道，但研究整体质量参差不齐。本章阐述了如何通过运用 Cochrane 系统评价手册（V 5.1.0）的指导方法对临床研究进行系统评价，并将中医治疗措施分为以下四个类别以评估其疗效和安全性：

- 中药疗法（第五章）
- 针灸及相关疗法（第七章）
- 其他中医疗法（第八章）
- 中医综合疗法（第九章）

研究团队成员筛选和评价临床研究的相关文献。对随机对照试验（randomized controlled trial，RCT）和非随机对照试验（non-randomized controlled trial，non-RCT）均进行数据合并和分析，进行疗效与安全性评价。而无对照研究（non-controlled study，NCS）的证据较难评价，因此仅对其研究特征、干预措施和不良事件进行描述性分析。

一、检索策略

我们在图书情报专业人员的协助下，参考 Cochrane 系统评价手册中的方法全面检索中英文数据库。英文数据库包括 PubMed、Embase、CINAHL、CENTRAL、AMED；中文数据库包括中国生物医学文献数据库（CBM）、中国知网、维普和万方数据库。检索数据库自收录起始时间至 2016 年 5 月的文献,未设任何限定条件,主题词及关键词(如适用)均作为检索词进行检索。将检索词分为三大模块:①疾病;②干预措施;③研究类型。以上 3 个检索模块间使用"AND"运算符(或不同数据库中相同意义的运算符号)连接,故在每个数据库中各生成以下 9 种检索式:

- 中药治疗的综述
- 中药治疗的随机对照试验或非随机对照试验
- 中药治疗的无对照研究
- 针灸及相关疗法的综述
- 针灸及相关疗法的随机对照试验或非随机对照试验
- 针灸及相关疗法的无对照研究
- 其他中医疗法的综述
- 其他中医疗法的随机对照试验或非随机对照试验
- 其他中医疗法的无对照研究

除了电子数据库,我们还查阅了检出的相关系统评价中纳入的临床研究的参考文献,以尽量全面地寻找到相关的文献。此外,我们还检索了多个临床试验注册中心,以了解与项目相关的正在进行或已完成的临床试验,必要时联系研究人员以获取相关数据。检索的试验注册中心有:

- 澳大利亚 - 新西兰临床试验注册中心(Australian New Zealand Clinical Trials Registry,ANZCTR)
- 中国临床试验注册中心(Chinese Clinical Trial Registry,ChiCTR)
- 欧洲临床试验注册中心(EU Clinical Trials Register,EU CTR)
- 美国临床试验数据库(ClinicalTrials.gov)

二、文献纳入标准

- 研究对象:成人或青少年(根据世界卫生组织的定义,年龄 ≥ 10 岁为青少年),符合 Pillsbury 分级 Ⅰ 型至 Ⅳ 型的寻常痤疮诊断患者。若临床研究未提及纳入病例是否合并聚合性痤疮或已说明排除聚合性痤疮者,均被纳入。若已明确纳入病例为聚合性痤疮的临床研究则不纳入。

- 干预措施:中药疗法,针灸及相关疗法,其他中医治疗,或上述多种疗法相结合的中医综合疗法。可单纯中医药治疗,或中西医结合治疗(表 4-1)。中西医结合疗法的研究中,干预组的西医治疗必须与对照组的西医治疗一致。
- 对照措施:安慰剂,空白对照,或国际寻常痤疮临床实践指南推荐的西医疗法(表 4-2)
- 结局指标:研究必须报告至少一个包含在表 4-3 中的结局指标。

表 4-1　纳入证据评价的中医疗法

类型	干预措施
中药疗法	口服或外用
针灸及相关疗法	针刺(包括电针)、耳针与耳穴压豆、火针、穴位注射、埋线、梅花针、艾灸
其他中医疗法	刺络拔罐放血疗法、刮痧、自血疗法
中医综合疗法	两种或两种以上中医疗法联合使用

表 4-2　寻常痤疮临床实践指南推荐治疗方案

类型	具体药物
外用药物	过氧化苯甲酰(BP),BP+ 抗生素(如克林霉素、红霉素),维 A 酸类(如维 A 酸、阿达帕林和他扎罗汀),维 A 酸类 +BP,维 A 酸类 +BP+ 抗生素,壬二酸,氨苯砜,水杨酸
系统抗生素治疗	四环素(四环素、多西环素、米诺环素);大环内酯类(阿奇霉素、红霉素);磺胺类(甲氧苄啶、磺胺甲噁唑);克林霉素等
性激素(荷尔蒙)治疗	复方口服避孕药,螺内酯,氟他胺,口服皮质类固醇
异维 A 酸	异维 A 酸
其他疗法	皮损内注射皮质类固醇,化学剥脱术,激光疗法,光动力疗法,口服锌制剂

表 4-3 拟纳入的疗效评价指标

指标类型	结局指标	评价原则
疾病严重程度	皮损计数	分数,分数越低越好
	皮损分级	有多种分级方法,通常级别越低越好
复发率	复发率	例数,越少越好
	复发时间	时间,越长越好
健康相关生活质量(HRQL)	ADI	暂未明确,分数越低越好
	CADI	0~15 分,分数越低越好
	Acne-QLI	0~147 分,分数越低越好
	AQoL	0~4 分,分数越低越好
	Acne-QoL	0~114 分,分数越高越好
	Acne-Q4	0~24 分,分数越高越好
	APSEA	0~144 分,分数越低越好
	Skindex-29	0~100 分,分数越低越好
	DLQI	0~30 分,分数越低越好
	DQoLS	0~100 分,分数越低越好
	CSD	有不同的分值范围,分数越低越好
有效率	有效率	例数,越多越好
不良事件	纳入研究中报告的不良事件	

三、文献排除标准

- 除寻常痤疮以外的其他类型痤疮及毛囊附属器疾病:暴发性痤疮、青春期前痤疮、职业性痤疮、药物诱导性痤疮、坏死性痤疮、高雄性激素性痤疮(包括多囊卵巢综合征)、反常性痤疮、热带痤疮、机械性痤疮、表皮剥脱性痤疮、夏季痤疮、化妆品性痤疮、酒渣鼻(玫瑰痤疮)。
- 干预组使用非中医类的补充和替代疗法。
- 对照组使用中医药治疗,或者非临床指南推荐的治疗。

● 对照组单纯外用抗生素，或单纯系统使用抗生素。

四、疗效评价指标

通过查阅目前国内外指南、核心文献以及咨询临床专家，确定纳入以下结局指标：疾病严重程度（如皮损数量、皮损分级或评分等）；复发率；健康相关生活质量（HRQL），包括一般皮肤病调查问卷和痤疮特异性问卷；有效率；不良事件（表4-3）。

目前痤疮皮损计数和分级的方法多种多样，其中一些方法已得到验证。本书纳入所有皮损计数或分级的方法。复发率方面纳入复发率百分比或复发时间。

本书纳入了多个评估健康相关生活质量的量表。痤疮伤残指数（ADI）问卷共有8项48个条目，包括心理、生理、娱乐、就业、自我意识、社交和皮肤护理。该问卷使用线性模拟量表记录伤残程度，分数越高表示影响程度越严重。根据各项得分相加所得总分进行评估，但每项或总体分值范围暂未明确。Cardiff痤疮伤残指数（CADI）是ADI的缩略表，包括5个条目，用于评估痤疮对患者生活质量的影响程度。痤疮生活质量指数（Acne-QLI）包含21个项目，用以评估痤疮和痤疮治疗对患者生活质量的影响。痤疮生活质量量表（AQoL）包含9个条目，用以评估痤疮对患者社交方面的影响。痤疮特异性生活质量调查问卷（Acne-QoL）常用于临床试验，共有4个领域19个条目，分别是自我感知（0~30）、社会功能（0~24）、情感功能（0~30）、病情自我评估（0~30），可分别报告每个领域的结果或者四个领域的总分，但是Tan等人认为该问卷未提出计算该问卷的总分，而且总分的信度和效度亦未得到验证。Tan等人随后建立了Acne-Q4量表作为Acne-QoL的缩略版，专门用于常规临床诊疗。痤疮心理和社会影响评估量表（APSEA）包含15个条目，一般用于合并心理疾病的痤疮患者。

此外，还有四个皮肤病通用生活质量量表，这包括Skindex（包括29个条目和16个条目的两个版本），皮肤病生活质量指数（DLQI），皮肤病生活质量量表（DQoLS）和慢性皮肤病问卷（CSD）。其中，Skindex-29包括症状、情绪和功能三个领域,各领域评分和总分均可以转换为 0~100 的线性量表。

临床有效率参照三部中医临床指南或标准:

第一部是 1994 年国家中医药管理局颁布的《中医病证诊断疗效标准》,有效率判定标准如下:

- 治愈:皮损消退,自觉症状消失。

- 好转:皮损减少 ≥30%,自觉症状明显减轻。

- 未愈:皮损减少及症状减轻<30%,或无变化。

第二部是《临床疾病诊断与疗效判断标准》(2010 年出版):

- 治愈:原有皮疹消退 90% 以上,基本无新疹发生。

- 好转:原有皮疹消退 30% 以上,有部分新疹发生。

- 无效:皮疹同治疗前。

第三部是《中药新药临床研究指导原则(试行)》(2002 出版)。该指南提及了三种疗效评估的方法:①疾病疗效判定标准;②皮损疗效判定标准;③证候疗效判定标准。本书仅纳入前两种标准。

(1)疾病疗效判定标准

综合疗效评价以皮损程度、皮损分布、体征和化验检查的总积分计算出疗效率,分 4 级判定。

- 临床痊愈:皮损消退,或仅遗留少许色素沉着,症状消失,化验指标正常,积分值减少 ≥95%。

- 显效:皮损大部分消退,症状明显减轻,或化验指标接近正常,积分值减少 ≥70%。

- 有效:皮损部分消退,症状改善,积分值减少 ≥50%。

- 无效:皮损消退不明显,或临床症状反见恶化,积分值减少不足 50%。

(2)皮损疗效判定标准

- 临床痊愈:皮损消退率 ≥95%。

- 显效:95%>皮损消退率 ≥70%。

- 有效:70%>皮损消退率 ≥50%。

- 无效:皮损消退率<50%,或反见增多。

五、偏倚风险评估

在临床研究中,偏倚的来源有:选择性偏倚,实施偏倚,测量偏倚,随访偏倚,报告偏倚。随机对照试验的偏倚风险评价采用 Cochrane 协作网的偏倚风险评价工具,包括 6 个方面:①随机分配方法;②分配方案隐藏;③实施者和参与者双盲;④结果测量者采用盲法;⑤结果数据完整性;⑥选择性报告研究结果。针对每一项研究结果,对上述 6 个方面作出"低偏倚风险""高偏倚风险"和"偏倚风险不确定"的判断。低偏倚风险表示出现偏倚的可能性低,高偏倚风险表示可能存在的偏倚风险可能严重地影响结论的可信性,不确定则表示缺乏相关信息或偏倚情况不确定。偏倚风险评估由两名研究人员独立进行,若出现评估结果不一致,则通过讨论或咨询第三方解决分歧。

偏倚风险评估标准内容如下:

1. 随机序列产生

详细描述产生随机分配序列的方法,以评估组间可比性。

- 低风险:随机数字产生器,随机数字表等。
- 高风险:出生日期奇数或偶数,入院日期等。

2. 分配方案隐藏

详细描述隐藏随机分配序列的方法,以判断干预措施分配情况是否会提前或在研究过程中被随机分组操作者预知。

- 低风险:中央分配,不透明的密封信封等。
- 高风险:开放分配计划等。

3. 受试者及研究人员盲法

描述对受试者或研究人员实施盲法的方法,以评估他们是否知道受试者接受的干预措施,并判断盲法是否成功描述。

- 低风险:对受试者和研究人员设盲。
- 高风险:对受试者和研究人员没有设盲。

4. 结局评估者盲法

描述对结局评估者实施盲法的方法,以评估他们是否知道受试者接受的

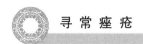
干预措施,并判断盲法是否成功。

- 低风险:对结局评估者设盲。
- 高风险:对结局评估者没有设盲。

5. 不完全结局报告

是指每个主要结局指标数据的完整性,包括是否报告失访／退出、每组人数(与随机入组的总人数相比)、失访／退出原因,是否采用意向性分析(ITT分析)。

- 低风险:没有缺失数据,数据缺失原因与真实结局不相关,或组间数据缺失均衡并原因相似。
- 高风险:没有对数据缺失的原因进行解释,数据缺失原因与真实结局相关,且组间缺失数据不均衡或原因不同。

6. 选择性报告研究结果

可获得研究方案,研究报告中包含预先确定的结局指标,描述选择性报告结果的可能性及情况。

- 低风险:研究方案可获得,文章报告了研究方案中预先确定的结局指标。
- 高风险:没有全部报告预先确定的结局指标,或者结局指标的数据不完整。

六、数据分析

采用描述性统计方法对纳入研究的证型、中药(单味)、方剂、穴位进行频次分析。只要有两篇或以上研究报告了上述数据,均可进行频次统计,并归纳出最多前 20 个中药及方剂,前 10 个穴位以及常见证型。若研究只报道单一证候或穴位,则只运用文字叙述为读者提供参考。

二分类变量以相对危险度(relative risk,*RR*)及 95% 可信区间(confident intervals,*CI*)表示,连续性变量以均数差(mean difference,*MD*)及 95% *CI* 表示。所有结果均报告 I^2、*RR*(或 *MD*)和 95% *CI*。采用 I^2 值判断异质性大小,I^2 值大于 50% 提示异质性显著。对于使用不同方法计算皮损数目的研究,皮损计数的变量使用标准化均数差(standardized mean difference,SMD)表示。由于纳入研究中的痤疮病情分级结果均为分值越低越好,故此类变量亦使用 SMD 表示。当研究使用相同的评价方法计算皮损数目或病情分级时,亚组分析的变量则使用均数差 MD 表示。

对于异质性显著的结果,一般基于随机序列产生为低偏倚风险进行敏感性分析,以寻找异质性的潜在来源。在可能的情况下预先设定亚组分析计划,主要包括疗程、中医证型、中药方剂、对照组措施等进行亚组分析。全部分析均采用随机效应模型分析文献中报告的可用数据。本书提到的统计学相关术语和定义请详见附录。

七、GRADE 评价

我们采用 GRADE(Grading of Recommendations Assessment,Development,and Evaluation)评价体系对关键和重要结局指标的证据质量进行总结和评价,并以结果总结表(summary of finding,SOF)的形式汇总呈现,借助 GRADE 评价结果为痤疮结局指标提供一个总体的质量评价。成立由系统评价专业人员、中医临床医师、中西医结合临床医师、西医临床医师、方法学家和统计学家等组成的专家小组来评价证据质量。评价内容包括重要干预措施(中药、针灸、其他中医疗法)、对照措施以及结局指标,专家小组对每一项的临床重要性给出相应分值,最后综合每人的评分取平均值,按重要性评分选择最重要的内容呈现在 SOF 表中。

结局指标的证据质量主要是通过 GRADE 方法来评价研究中是否存在以下导致证据质量降级的 5 个因素:

- 研究的偏倚风险
- 结果的不一致性(难以解释的异质性)
- 证据的间接性(包括干预措施、人群、对患者重要的结局指标)
- 不精确性(结果的不确定性)
- 发表偏倚(选择性发表偏倚)

上述因素如果有一个出现,则会降低证据质量的等级。此外,GRADE 评价体系还有 3 个增加对效应把握度的升级因素：①效应量大；②存在剂量 - 效应关系；③可能的混杂因素，但这些因素多用于评价观察性研究，例如队列研究、病例 - 对照研究、自身前后对照研究、时间序列研究等。由于本书仅对 RCT 进行 GRADE 评价，因此未评估这些升级因素。

我们采用了 GRADE 评价体系，基于可获得的文献证据对痤疮的关键和重要结局指标的证据强度和结果进行了汇总，从上述 5 个方面来评价每一个结局指标的证据质量。由于不同国家和地区中医临床实践实际情况存在较大差异，汇总表未做出推荐建议。读者可根据当地医疗情况对证据进行解释。

GRADE 证据质量等级分为四级：

- 高：我们非常确信真实的效应值接近估计值。
- 中：我们对效应估计值有中等程度的信心：真实值有可能接近估计值，但仍存在两者很不相同的可能性。
- 低：我们对效应估计值的确信程度有限：真实值可能与估计值大不相同。
- 极低：我们对效应估计值几乎没有信心：真实值很可能与估计值大不相同。

参 考 文 献

1. ASAI Y, BAIBERGENOVA A, DUTIL M, et al. Management of acne: Canadian clinical practice guideline [J]. Canadian Medical Association Journal, 2016, 188 (2): 118-126.

2. EICHENFIELD L F, KRAKOWSKI A C, PIGGOTT C, et al. Evidence-based recommendations for the diagnosis and treatment of pediatric acne [J]. Pediatrics, 2013, 131 (Suppl 3): S163-186.

3. NAST A, DRENO B, BETTOLI V, et al. European evidence-based (S3) guidelines for the treatment of acne [J]. Journal of the European Academy of Dermatology and Venereology, 2012, 26 (Suppl 1): 1-29.

4. THIBOUTOT D, GOLLNICK H, BETTOLI V, et al. New insights into the management of acne: an update from the Global Alliance to Improve Outcomes in Acne group [J]. Journal of the American Academy of Dermatology, 2009, 60 (Suppl 5): S1-50.

5. ZAENGLEIN A L, PATHY A L, SCHLOSSER B J, et al. Guidelines of care for the management of acne vulgaris [J]. Journal of the American Academy of Dermatology, 2016, 74 (5): 945-973.

6. MOTLEY R J, FINLAY A Y. How much disability is caused by acne? [J]. Clin Exp

Dermatol, 1989, 14 (3): 194-198.

7. MOTLEY R J, FINLAY A Y. Practical use of a disability index in the routine management of acne.[J] Clin Exp Dermatol, 1992, 17 (1): 1-3.

8. RAPP S R, FELDMAN S R, GRAHAM G, et al. The Acne Quality of Life Index (Acne-QOLI): development and validation of a brief instrument [J]. American Journal of Clinical Dermatology, 2006, 7 (3): 185-192.

9. GUPTA M A, JOHNSON A M, GUPTA A K. The development of an Acne Quality of Life Scale: reliability, validity, and relation to subjective acne severity in mild to moderate acne vulgaris [J]. Acta Dermato-venereologica, 1998, 78 (6): 451-456.

10. MARTIN A R, LOOKINGBILL D P, BOTEK A, et al. Health-related quality of life among patients with facial acne—assessment of a new acne-specific questionnaire [J]. Clin Exp Dermatol, 2001, 26 (5): 380-385.

11. TANJ, FUNG K Y, KHAN S. Condensation and validation of a 4-item index of the Acne-QoL [J]. Qual Life Res, 2006, 15 (7): 1203-1210.

12. LAYTON A M, SEUKERAN D, CUNLIFFE W J. Scarred for life? [J]. Dermatology, 1997, 195 (Suppl 1): 15-21, discussion 38-40.

13. CHREN M M, LASEK R J, QUINN L M, et al. Skindex, a quality-of-life measure for patients with skin disease: reliability, validity, and responsiveness [J]. The Journal of Investigative Dermatology, 1996, 107 (5): 707-713.

14. FINLAY A Y, KHAN G K. Dermatology Life Quality Index (DLQI): a simple practical measure for routine clinical use [J]. Clin Exp Dermatol, 1994, 19 (3): 210-216.

15. MORGAN M, MCCREEDY R, SIMPSON J, et al. Dermatology quality of life scale—a measure of the impact of skin diseases [J]. The British Journal of Dermatology, 1997, 136 (2): 202-206.

16. NIEMEIER V, KUPFER J, DEMMELBAUER-EBNER M, et al. Coping with acne vulgaris. Evaluation of the chronic skin disorder questionnaire in patients with acne [J]. Dermatology, 1998, 196 (1): 108-115.

17. 国家中医药管理局 . 中医病证诊断疗效标准 [M]. 南京 : 南京大学出版社 , 1994.

18. 王蔚文 . 临床疾病诊断与疗效判断标准 [M]. 北京 : 科学技术文献出版社 , 2010.

第五章　中药治疗寻常痤疮的临床研究证据

　　导语:本章是对目前中药治疗寻常痤疮(以下简称"痤疮")临床研究的疗效和安全性进行总结和分析,以及评价证据质量。通过全面检索9个中英文数据库,根据严格标准对题录和全文进行筛选后,最终纳入322项临床研究。大多数研究对单用口服中药或口服中药联合西医指南推荐用药进行了疗效评价。现有证据提示中药可改善痤疮的临床症状。

　　中医治疗痤疮的历史悠久,现代中药治疗痤疮的有效性和安全性评价研究已发表在诸多国内外科技期刊上。本章纳入的322项临床研究包括171项随机对照试验、19项非随机对照试验和132项无对照研究。

一、现有系统评价证据

　　目前共检出5篇关于中药治疗痤疮的中文系统评价,均为评价中医或中西医结合治疗痤疮的疗效与安全性。在5篇系统评价纳入的临床研究中,干预措施包括单纯口服中药(大部分为自拟方)、中成药(如丹参酮、大黄䗪虫丸、大败毒胶囊、一清胶囊等)。对照措施包括异维A酸、维胺酯、维A酸乳膏、抗生素类(四环素、甲硝唑、罗红霉素、米诺环素、多西环素、克林霉素等)、螺内酯、中成药(复方珍珠暗疮片、当归苦参丸)。部分系统评价未提供具体中药干预措施和对照措施的情况。系统评价的结果提示,口服中药或中西医结合或丹参酮胶囊可提高临床有效率、治愈率。安全性指标方面,有系统评价总结了纳入研究报道的不良事件(包括干预组和对照组),如胃肠不适、腹泻、唇炎、口干、皮肤干燥、脱屑、月经推迟等,但均未影响治疗;有报道干预组的不良事件发生率明显低于对照组;亦有报道了不良事件,但未描述不良反应的细节。

剩余2篇系统评价未对安全性指标进行评价。上述5篇系统评价纳入的临床研究方法学质量普遍不高,大多数研究未具体描述随机方法和分配方案隐藏方法,存在样本量不足等缺陷,建议今后临床研究设计应严格遵循方法学要求,提高研究质量和研究结果的真实性和可靠性。

二、临床研究文献特征

全面检索9个中英文数据库,共命中15 571条题录,对2 510篇文献进行全文浏览,根据严格纳入标准进行筛选后,最终纳入322项中药治疗痤疮的临床研究。其中,随机对照试验171篇,非随机对照临床试验19篇,无对照研究132篇。纳入文献筛选流程如图5-1所示。纳入研究文献用"H+数字"编码,如H1、H2、H3。

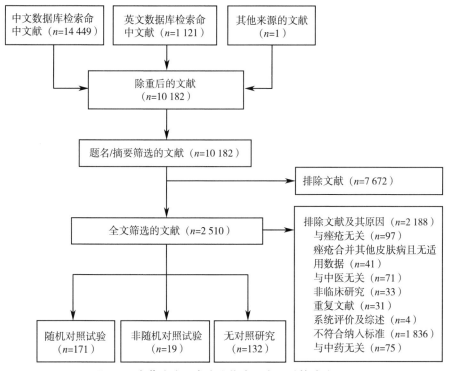

图5-1　中药治疗寻常痤疮临床研究文献筛选流程图

三、口服中药的临床研究证据

纳入的 221 项临床研究评价口服中药治疗痤疮的疗效和安全性。其中 129 项为随机对照试验（H1~H129），17 项为非随机对照试验（H130~H146），75 项为无对照研究（H147~H221）。以下根据研究类型分别呈现研究结果。

（一）口服中药治疗的随机对照试验

在 129 项随机对照试验中（H1~H129），有 28 项为三臂试验（H1~H28），4 项为多臂试验（干预组有 3 组以上）（H5,H20,H23,H26），其余为双臂试验。在三臂或多臂试验中，有部分干预组不符合纳入标准，因此该部分数据不纳入分析。

所有研究共包括 13 568 名患者，主要是青少年和成人，且大部分为门诊患者。1 项研究仅纳入青少年患者（H29），39 项研究仅纳入成人患者。各有 1 项研究分别在韩国（H28）和中国台湾（H30）进行。患者年龄从 11 岁（H51,H52）到 47 岁（H26,H51,H53,H54）不等。病程从 1 周（H21,H33,H47~H49）到 20 年（H50）不等。女性患者（6 832 例）稍多于男性（6 271 例），其中 3 项研究仅纳入女性患者（H30,H58,H59），有 9 项研究未报告男女患者的例数（H3,H7,H12,H16,H20,H33,H55~H57）。15 项研究报道了脱落人数，总共有 105 名患者脱落（H25,H28~H30,H42,H59~H68），脱落原因包括不良事件发生、试验过程中使用了其他药物、受试者怀孕以及个人原因等。

疗程从 2 周（H14,H68）到 12 周 /3 个月（H41,H45,H53,H59,H69~H76）。大多数研究（116 项研究）的疗程在 4~8 周之间。23 项研究进行了随访评估（H1,H2,H4,H15,H27,H39,H50,H54,H58,H59,H62,H63,H65,H68,H70,H72,H74,H76~H81），随访时间从两周（H63）到 12 个月 /1 年（H78,H39,H74）不等。28 项研究将中医辨证分型作为患者的纳入标准（H1,H11,H27,H36,H41,H49,H51,H55,H58~H60,H62,H63,H65,H67,H69,H75,H76,H80~H89）或作为辨证论治的分型标准（H48,H57,H62,H78,H85,H90~H92）。最常见的证型是肺经风热（11 项研究）、痰瘀结聚（7 项研究）、湿热蕴结（5 项研究）、胃肠湿热（5 项研究）、肺胃积热（3 项研究）和痰湿凝聚（3 项研究）。

129 项随机对照试验共使用了 33 个方剂或中成药,其中大多数是自拟方 (74 项研究)。部分研究使用了 2 个或以上方剂,很多方剂是根据经典方加减而成的。在对方剂使用频次的统计中,我们将经典原方及根据经典方加减的方剂合计为同一个方剂。使用频次高的方剂和中成药包括丹参酮胶囊(21 项研究)、润燥止痒胶囊(11 项研究)、枇杷清肺饮(10 项研究)和一清胶囊(8 项研究)(表 5-1)。部分三臂试验的两个干预组使用相同的方剂,这种情况该方剂的使用频次计为 2 次,因此部分方剂的使用频次会大于使用该方剂的研究文献总数。

表 5-1　口服中药治疗随机对照试验常用方剂和中成药

常用方剂 / 中成药	使用频次	方药组成或主要成分
丹参酮胶囊	21	丹参酮
润燥止痒胶囊	11	生地黄,生何首乌,制何首乌,桑叶,苦参,红活麻
枇杷清肺饮	10	枇杷叶,桑白皮,黄连,黄柏,人参,甘草
一清胶囊	8	大黄,黄连,黄芩
当归苦参丸	3	当归,苦参
五味消毒饮	3	金银花,野菊花,蒲公英,紫花地丁,紫背天葵子
黄地养阴颗粒	2	大黄,地黄,麦冬,红花,乌梅,赤芍,玄参,木贼,桑白皮,丹参
桃红四物汤	2	桃仁,红花,当归,熟地黄,芍药,川芎
茵陈蒿汤	2	绵茵陈,黄芩,栀子,丹参,白花蛇舌草,浙贝母,山慈菇,蒲公英,皂角刺,薏苡仁,夏枯草,桑白皮

注:方药组成参考《中医方剂大辞典》,如果方剂未包含在辞典中,则参考文献中提供的信息。

纳入研究中共涉及 171 种中药(表 5-2)。频次分析得出最常用的高频中药包括黄芩、甘草、生地黄、丹参和白花蛇舌草。

多数研究(102 项)的对照组干预措施主要是现代西医临床指南推荐的药物。外用药物包括维 A 酸、阿达帕林、过氧化苯甲酰和外用抗生素。系统治疗包括口服抗生素、异维 A 酸和螺内酯。其中部分研究联合运用指南推荐药物与其他非推荐药物如维生素等。此外有 18 项研究单纯使用光疗作为对照措施,包括蓝光(H4,H98)、红蓝光(H1,H3,H5,H9,H12,H18,H55,H92,H95,

H102)、强脉冲光(H16,H43,H47,H74,H103)和光动力疗法(H77)。有 5 项研究运用指南推荐药物联合蓝光或红光(H26,H104),或联合光动力疗法(H37,H63),或联合强脉冲光疗法(H53)。2 项研究比较了中药与安慰剂的疗效(H30,H46),1 项研究对比中药与安慰剂联合健康教育(饮食、活动、清洁指导)的疗效(H29),另外 1 项研究为中药与空白对照(无治疗)的疗效对比(H28)。

表 5-2　口服中药治疗随机对照试验常用中药

中药名	植物学名	使用频次
黄芩	*Scutellaria baicalensis* Georgi	80
甘草	*Glycyrrhiza uralensis* Fisch.; *Glycyrrhiza inflata* Bat.; *Glycyrrhiza glabra* L.	65
生地黄	*Rehmannia glutinosa* Libosch.	53
丹参	*Salvia miltiorrhiza* Bge.	52
白花蛇舌草	*Hedyotis diffusa* Willd.	49
桑白皮	*Morus alba* L.	42
赤芍	*Paeonia lactiflora* Pall.; *Paeonia veitchii* Lynch	41
连翘	*Forsythia suspensa* (Thunb.) Vahl	41
牡丹皮	*Paeonia suffruticosa* Andr.	32
蒲公英	*Taraxacum mongolicum* Hand.-Mazz.; *Taraxacum borealisinense* Kitam.	32
大黄	*Rheum palmatum* L.; *Rheum tanguticum* Maxim.ex Balf.; *Rheum officinale* Baill.	31
枇杷叶	*Eriobotrya japonica* (Thunb.) Lindl.	30
当归	*Angelica sinensis* (Oliv.) Diels	29
金银花	*Lonicera japonica* Thunb.	23
黄连	*Coptis chinensis* Franch.; *Coptis deltoidea* C.Y.Cheng et Hsiao; *Coptis teeta* Wall.	23
黄柏	*Phellodendron chinense* Schneid.	22
山楂	*Crataegus pinnatifida* Bge.var.*major* N.E.Br.; *Crataegus pinnatifida* Bge.	20
栀子	*Gardenia jasminoides* Ellis	20

1. 偏倚风险

所有研究均提及了随机,其中 20 项研究报道了随机序列产生的方法,包括随机数字表(H1,H2,H22,H28,H37,H45,H49,H66,H69,H75,H89,H94,H103~H105)、计算机产生随机数字(H30,H81)、抽签法(H8)、中央随机化(H62)和洗牌法(H106),这些研究均为低风险。其余研究未说明随机序列产生的方法,故偏倚风险为不确定。2 项研究说明了分配隐藏方案,偏倚为低风险(H28,H30),其余研究为不确定。3 项研究报道了对受试者实施盲法(H29,H30,H46),其偏倚风险为低风险。2 项研究提及单盲,但未说明盲法的对象(H7,H59),故这 2 项研究的受试者盲法偏倚风险为不确定。其余研究的受试者盲法均为高风险偏倚。2 项研究报道了对研究人员实施盲法(H30,H46),故为低偏倚风险。3 项研究(H7,H29,H59)由于信息不足难以判断是否对研究人员实施盲法,故偏倚风险为不确定。其余研究的研究人员盲法均为高风险偏倚。3 项研究报道了对结局评估者实施了盲法(H28~H30),故为低风险偏倚。其余研究的结局评估者盲法偏倚风险均为不确定。

11 项研究的不完整结局数据被评为偏倚风险不确定。其中,6 项研究报道了缺失数据的原因,但未说明在数据分析时如何处理缺失数据(H25,H42,H61,H63,H67,H68),1 项研究(H64)只提供了部分缺失数据的原因,4 项研究未报道数据缺失的原因或在数据分析中未对缺失数据的处理进行说明(H59,H60,H65,H66),这些研究的不完全结局报告偏倚风险为不确定。其余研究无数据缺失或报道受试者脱落,故为低风险偏倚。1 项研究未报道全部研究计划中预先制定的结局指标,其选择性报告研究结果偏倚为高风险(H28)。其余研究均未提前发表研究方案计划或进行临床试验注册,故偏倚风险为不确定(表 5-3)。

2. 皮损计数

共 13 项研究报道了皮损计数(H27~H30,H62,H63,H64,H66,H89,H94,H107~H109)。其中 1 项研究报道的数据无法进行分析(H28),其余 12 项研究的结果根据非炎症性皮损(粉刺)、炎症性皮损(丘疹,脓疱,结节,囊肿,脓肿)和总皮损计数分别呈现。对于使用不同方法计算皮损数目的研究,使用标准化均数差(SMD)合并多个研究结果的统计量;当研究使用相同的方法计算皮损数目时,合并统计量使用均数差(MD)。

表 5-3　口服中药治疗随机对照试验的偏倚风险评估

评价条目	低风险偏倚 /n (%)	偏倚风险不确定 /n (%)	高风险偏倚 /n (%)
随机序列产生	20(15.5)	109(84.5)	0(0)
分配方案隐藏	2(1.6)	127(98.4)	0(0)
受试者盲法	3(2.3)	2(1.6)	124(96.1)
研究人员盲法	2(1.6)	3(2.3)	124(96.1)
结局评估者盲法	3(2.3)	126(97.7)	0(0)
不完全结局报告	118(91.5)	11(8.5)	0(0)
选择性报告研究结果	0(0)	128(99.2)	1(0.8)

（1）非炎症性皮损

共有 7 项研究报道了非炎症性皮损（粉刺）计数（H27,H29,H30,H62,H64,H89,H109）。其中 3 项研究评估了粉刺总数情况（H27,H62,H89），Meta 分析结果（表 5-4）提示治疗结束时两组皮损计数比较无统计学差异（SMD 0.53［-0.55,1.61］,I^2=96%）。两组组内治疗前后皮损计数对比有统计学差异（口服中药组：SMD -2.77［-4.48,-1.06］,I^2=97%；异维 A 酸组：SMD -3.13［-4.02,-2.25］,I^2=87%）。上述结果提示异质性显著，分别对随机序列产生为低偏倚风险和对照措施为异维 A 酸的研究进行亚组分析，结果显示统计学异质性仍较高。

表 5-4　口服中药 vs. 西药：非炎症性皮损计数

结局指标		研究数量	受试者人数	SMD［95% CI］	I^2/%	纳入研究
治疗结束时（组间比较）		3	379	0.53［-0.55,1.61］	96	H27,H62, H89
亚组分析	①异维 A 酸对照	2	206	0.01［-0.50,0.52］	70	H27,H89
	②随机序列产生为低偏倚风险	2	289	0.92［-0.36,2.19］	96	H62,H89

续表

结局指标		研究数量	受试者人数	SMD［95% CI］	I^2/%	纳入研究
口服中药组治疗前后对比		3	200	−2.77［−4.48, −1.06］*	97	H27, H62, H89
亚组分析	①异维 A 酸对照	2	111	−3.53［−4.21, −2.86］*	60	H27, H89
	②随机序列产生为低偏倚风险	2	289	−2.57［−5.08, −0.07］*	98	H62, H89
西药组治疗前后对比		3	179	−3.13［−4.02, −2.25］*	87	H27, H62, H89
亚组分析	①异维 A 酸对照	2	95	−3.53［−4.25, −2.81］*	58	H27, H89
	②随机序列产生为低偏倚风险	2	289	−3.14［−4.60, −1.67］*	93	H62, H89

注:* 有统计学意义。

其余单个研究的组间及组内比较结果如下:

1)口服中药与异维 A 酸对比(H109)

a. 开放性粉刺计数(治疗结束时):组间比较无统计学差异(100 名受试者,MD −0.04［−1.86, 1.78］);组内治疗前后比较有统计学意义(口服中药组:50 名受试者,MD −4.07［−7.07, −1.07］;异维 A 酸组:50 名受试者,MD −5.37［−7.58, −3.16］)。

b. 闭合性粉刺计数(治疗结束时):组间比较无统计学差异(100 名受试者,MD 5.1［−1.63, 8.69］);口服中药组组内前后比较无统计学意义(50 名受试者的,MD −4.48［−9.57, 0.61］);异维 A 酸组组内前后比较有统计学意义(50 名受试者,MD −5.12［−8.53, −1.71］)。

2)口服中药联合异维 A 酸(中西医结合)与异维 A 酸对比(H27)

粉刺计数(治疗结束时):中西医结合组少于异维 A 酸组(90 名受试者,MD −18.90［−21.11, −16.69］);组内治疗前后比较有统计学意义(治疗组:45 名受试者,MD −64.39［−70.16, −58.62］;对照组:45 名受试者,MD −46.57

［－52.58,－40.56］）。

3）口服中药联合外用维 A 酸乳膏(中西医结合)与维 A 酸乳膏对比(H64)

非炎症性皮损计数(治疗结束时)：中西医结合组少于对照组(98 名受试者，*MD* －14.20［－18.56,－9.84］)；组内治疗前后比较有统计学意义(治疗组：52 名受试者，*MD* －57.90［－64.10,－51.70］；对照组：46 名受试者，*MD* －4.30［－50.87,－35.73］)。

4）脱咖啡因绿茶提取物与安慰剂对比(H30)

非炎症性皮损计数(治疗结束时)：两组无统计学差异(64 名受试者，*MD* 0.50［－0.70,1.70］)；组内治疗前后比较也无统计学差异(治疗组：*MD* 0.00［－1.40,1.40］；安慰剂组：*MD* －0.20［－1.40,1.00］)。

5）欧洲小檗联合健康教育与安慰剂联合健康教育对比(H29)

非炎症性皮损计数(治疗结束时)：治疗组少于对照组(49 名受试者，*MD* －8.13［－9.83,－6.43］)；治疗组组内治疗前后比较有统计学意义(*MD* －9.12［－11.10,－7.14］)，对照组组内比较无统计学意义(*MD* －0.08［－2.48,2.32］)。

(2)炎症性皮损

有 7 项研究报道了炎症性皮损计数(H27,H29,H30,H62,H64,H89,H109)。其中 1 项三臂试验(H27)的纯中药组在此分析，而中西医结合组将在后面内容中单独描述。由于纳入的研究对不同类型的炎症性皮损计数进行了报道，因此我们根据丘疹类皮损(H27,H89,H109)、脓疱类皮损(H27,H89,H109)，以及结节、囊肿和脓肿类皮损(H27,H62,H89)分别进行 Meta 分析。结果提示所有类型的炎症性皮损计数在治疗结束时两组间比较均无统计学差异，但组内治疗前后比较有统计学差异(表 5-5～表 5-7)。

丘疹类皮损方面(表 5-5)，虽然两组组内前后比较均有统计学差异，但由于异质性高，故根据疗程时间进行亚组分析，亚组分析提示疗程为 4 周或 1 个月的研究组内比较无统计学意义，且异质性高。脓疱类皮损方面(表 5-6)，疗程为 4 周或 1 个月的研究组内前后比较的结果仍有统计学意义，但其异质性仍未降低。结节、囊肿和脓肿类皮损方面(表 5-7)，无法根据疗程分解亚组，在对照措施为异维 A 酸和随机序列产生为低偏倚风险的亚组分析中结果均无统计学意义，且异质性高。因此上述结论的可靠性不确定。

表 5-5　口服中药 vs. 异维 A 酸:丘疹类皮损计数

结局指标		研究数量	受试者人数	SMD [95% CI]	I^2/%	纳入研究
治疗结束时(组间比较)		3	306	−0.03 [−0.25, 0.20]	0	H27, H89, H109
组内治疗前后比较:口服中药组		3	161	−2.72 [−5.14, −0.30]*	98	H27, H89, H109
亚组分析	疗程为4周或1个月	2	95	−2.24 [−5.64, 1.16]	99	H27, H109
组内治疗前后比较:异维 A 酸组		3	145	−2.79 [−5.24, −0.35]*	98	H27, H89, H109
亚组分析	疗程为4周或1个月	2	95	−2.22 [−5.40, 0.96]	98	H27, H109

注:* 有统计学意义。

表 5-6　口服中药 vs. 异维 A 酸:脓疱类皮损计数

结局指标		研究数量	受试者人数	SMD [95% CI]	I^2/%	纳入研究
治疗结束时(组间比较)		3	306	0.24 [−0.27, 0.75]	80	H27, H89, H109
亚组分析	疗程为4周或1个月	2	190	0.29 [−0.59, 1.18]	89	H27, H109
组内治疗前后比较:口服中药组		3	161	−2.11 [−3.45, −0.77]*	96	H27, H89, H109
亚组分析	疗程为4周或1个月	2	95	−1.71 [−3.36, −0.05]*	96	H27, H109
组内治疗前后比较:异维 A 酸组		3	145	−2.34 [−3.61, −1.07]*	94	H27, H89, H109
亚组分析	疗程为4周或1个月	2	95	−1.84 [−3.11, −0.58]*	92	H27, H109

注:* 有统计学意义。

表 5-7　口服中药 vs. 西药：结节、囊肿和脓肿类皮损计数

结局指标		研究数量	受试者人数	SMD [95% CI]	I^2/%	纳入研究
治疗结束时（组间比较）		3	379	−1.32 [−3.54, 0.90]	99	H27, H62, H89
亚组分析	①异维A酸对照	2	206	−0.09 [−0.61, 0.42]	71	H27, H89
	②随机序列产生为低偏倚风险	2	289	−1.80 [−5.64, 2.05]	99	H62, H89
组内治疗前后比较：口服中药组		3	200	−2.90 [−4.98, −0.81]*	98	H27, H62, H89
亚组分析	①异维A酸对照	2	111	−3.58 [−9.66, 2.50]	99	H27, H89
	②随机序列产生为低偏倚风险	2	155	−1.13 [−2.38, 0.11]	96	H62, H89
组内治疗前后比较：西药组		3	179	−2.13 [−4.20, −0.06]*	98	H27, H62, H89
亚组分析	①异维A酸对照	2	95	−3.20 [−8.33, 1.93]	99	H27, H89
	②随机序列产生为低偏倚风险	2	134	−0.37 [−0.78, 0.04]	63	H62, H89

注：* 有统计学意义。

有 5 项研究报道的皮损计数中部分数据无法进行合并分析（H27, H29, H30, H62, H64），这些单个研究的组间及组内比较结果如下：

1）脱咖啡因绿茶提取物与安慰剂对比（H30）

炎症性皮损计数（治疗结束时）：两组无统计学差异（64 名受试者，MD −1.90 [−9.48, 5.68]）；组内治疗前后比较亦无统计学差异（治疗组：MD −3.40 [−11.21, 4.41]；对照组：MD −2.00 [−8.40, 4.40]）。

2）欧洲小檗联合健康教育与安慰剂联合健康教育对比（H29）

炎症性皮损计数（治疗结束时）：治疗组少于对照组（49 名受试者，MD

−8.55〔−10.91,−6.19〕);治疗组组内治疗前后比较有统计学意义(*MD* −11.04〔−12.64,−9.44〕),对照组组内比较无统计学意义(*MD* −1.00〔−3.98,1.98〕)。

3)自拟中药方与口服罗红霉素、维胺酯和外用他扎罗汀乳膏对比(H62)

a. 浅表炎症性皮损计数(治疗结束时):两组无统计学差异(173 名受试者,*MD* 1.02〔−0.25,2.29〕);组内治疗前后比较均有统计学差异(治疗组:89 名受试者,*MD* −14.73〔−17.72,−11.74〕;对照组:84 名受试者,*MD* −13.04〔−16.08,−10.00〕)。

b. 深部炎症性皮损计数(治疗结束时):治疗组少于对照组(*MD* −6.68〔−8.19,−5.17〕);组内治疗前后比较均有统计学差异(治疗组:*MD* −13.55〔−16.07,−11.03〕;对照组:*MD* −6.47〔−9.10,−3.84〕)。

4)口服中药联合外用维 A 酸乳膏(中西医结合)与外用维 A 酸乳膏对比(H64)

炎症性皮损计数(治疗结束时):治疗组少于对照组(98 名受试者,*MD* −12.10〔−15.14,−9.06〕);组内治疗前后比较均有统计学差异(治疗组:52 名受试者,*MD* −56.80〔−62.67,−50.93〕;对照组:46 名受试者,*MD* −45.10〔−51.79,−38.41〕)。

5)口服中药方联合异维 A 酸(中西医结合)与异维 A 酸对比(H27)

各类型炎症性皮损计数(治疗结束时):治疗组少于对照组(丘疹:*MD* −19.10〔−21.44,−16.76〕;脓疱:*MD* −19.50〔−22.14,−16.86〕;结节/囊肿:*MD* −1.06〔−1.21,−0.88〕);组内治疗前后比较均有统计学差异(丘疹治疗组:*MD* −71.47〔−76.71,−66.23〕,对照组:*MD* −53.21〔−58.87,−47.55〕);脓疱治疗组:*MD* −67.25〔−74.07,−60.43〕,对照组:*MD* −47.10〔−54.81,−39.39〕;结节/囊肿治疗组:*MD* −3.74〔−3.92,−3.56〕,对照组:*MD* −2.65〔−2.84,−2.46〕)。

(3)总皮损计数

共 7 项研究报告了总皮损计数(H29,H30,H63,H66,H94,H107,H108),其中 3 项研究比较了口服中药联合西药与单用西药的疗效(H66,H94,H108)。Meta 分析结果提示,治疗结束时中西医结合组的总皮损计数与西药组相比无统计学差异(共包括 291 名受试者,*SMD* −0.46〔−1.79,0.87〕,I^2=96%)。组内治疗前后比较总皮损计数均有统计学差异(治疗组:145 名受

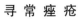

试者,*SMD* −9.19［−13.59,−4.78］,I^2=98%;对照组:146 名受试者,*SMD* −8.23［−12.21,−4.24］,I^2=98%)。

单个研究的组间及组内比较结果如下:

1)脱咖啡因绿茶提取物与安慰剂对比(H30)

总皮损计数(治疗结束时):两组无统计学差异(64 名受试者,*MD* 1.10［−6.93,9.13］);组内治疗前后比较亦无统计学差异(治疗组:*MD* −0.90［−9.29,7.49］;对照组:*MD* −2.50［−9.67,4.67］)。

2)欧洲小檗联合健康教育与安慰剂联合健康教育对比(H29)

总皮损计数(治疗结束时):治疗组少于对照组(*MD* −16.68［−19.84,−13.52］);治疗组的组内治疗前后比较有统计学意义(*MD* −20.16［−22.42,−17.90］);对照组的组内比较无统计学意义(*MD* −1.08［−5.45,3.29］)。

3)自拟中药方与口服维胺酯联合外用维 A 酸乳膏对比(H107)

总皮损计数(治疗结束时):治疗组少于对照组(99 名受试者,*MD* −16.67［−18.93,−14.41］);组内治疗前后比较亦有统计学差异(治疗组:50 名受试者,*MD* −47.12［−50.35,−43.89］;对 照 组:49 名 受 试 者,*MD* −27.86［−32.40,−23.32］)。

(4)口服丹参酮胶囊、甲硝唑联合光动力治疗(中西医结合)与甲硝唑联合光动力治疗对比(H63)

a. 总皮损计数(治疗结束时):两组无统计学差异(61 名受试者,*MD* −30.39［−61.19,0.41］);组内治疗前后比较均有统计学差异(治疗组:*MD* −99.51［−136.70,−62.32］;对照组:*MD* −93.73［−121.03,−66.43］)。

b. 总皮损计数(治疗结束后 2 周时随访):中西医结合组少于对照组(*MD* −26.88［−47.81,−5.95］)。

3. 痤疮严重程度(评分)

共 14 项研究对痤疮严重程度进行了评价(H1,H5,H18,H26,H29,H43,H47,H49,H67,H69,H81,H88,H104,H110)。其中 2 项研究使用痤疮综合分级系统(GAGS)(H1,H43),有 2 项研究各使用了修订后的 Samuelson 分级(H88)和 Michaelson 评分(H29),剩余 10 项研究的评分方法各异。对于评分结果使用标准化均数差(*SMD*)合并多个研究的统计量。

（1）口服中药 vs. 西药

5项研究比较了口服中药与西药的疗效（H49,H67,H81,H88,H110）。Meta结果显示（表5-8），治疗结束时中药组较西药组的痤疮评分降低且有统计学意义（SMD –2.00［–3.15,–0.85］,I^2=97%），但存在显著的异质性。当以对照措施为异维A酸的研究进行亚组分析时结果仍有统计学差异，但以随机序列产生方法为低偏倚风险的研究进行亚组分析时两组无统计学差异。

组内治疗前后比较均有统计学差异（中药组：SMD –2.23［–3.24,–1.23］,I^2=95%；西药组：SMD –2.00［–3.28,–0.72］,I^2=97%），亦存在显著的异质性（表5-8）。对照措施为异维A酸的亚组与随机序列产生方法为低偏倚风险的亚组均提示组内比较有统计学差异。在口服中药组的组内比较中，随机序列产生方法为低偏倚风险的亚组分析提示无统计学异质性，其余亚组分析结果均具有显著的异质性。由于绝大部分研究异质性显著，读者请谨慎参考上述结果。

表5-8　口服中药 vs. 西药：痤疮评分

结局指标		研究数量	受试者人数	SMD［95% CI］	I^2/%	纳入研究
治疗结束时（组间比较）		5	504	–2.00［–3.15,–0.85］*	97	H49,H67,H81,H88,H110
亚组分析	①异维A酸对照	4	441	–0.58［–1.12,–0.05］*	87	H49,H67,H81,H88
	②随机序列产生为低偏倚风险	2	174	–0.24［–0.76,0.27］	66	H49,H81
组内治疗前后比较：口服中药组		5	265	–2.23［–3.24,–1.23］*	95	H49,H67,H81,H88,H110
亚组分析	①异维A酸对照	4	223	–2.49［–3.79,–1.19］*	96	H49,H67,H81,H88
	②随机序列产生为低偏倚风险	2	87	–4.50［–5.07,–3.93］*	0	H49,H81

续表

结局指标		研究数量	受试者人数	SMD [95% CI]	I^2/%	纳入研究
组内治疗前后比较：西药组		5	239	−2.00 [−3.28, −0.72]*	97	H49, H67, H81, H88, H110
亚组分析	①异维 A 酸对照	4	218	−2.19 [−3.75, −0.64]*	98	H49, H67, H81, H88
	②随机序列产生为低偏倚风险	2	87	−4.48 [−7.97, −0.99]*	97	H49, H81

注：* 有统计学意义。

(2) 口服中药 vs. 光疗

2 项研究比较了口服中药与光疗的疗效（H1, H18）。其中 2 项研究使用了红光和蓝光（H1, H18），Meta 分析结果提示治疗结束时中药组和光疗组痤疮评分比较无统计学差异（SMD −0.24 [−0.74, 0.26]，I^2=69%）（表 5-9）。两组组内治疗前后比较均有统计学差异（中药组：SMD −3.73 [−5.14, −2.32]，I^2=89%；光疗组：SMD −2.90 [−3.30, −2.49]，I^2=0%）。

表 5-9　口服中药 vs. 光疗：痤疮评分

结局指标	研究数量	受试者人数	SMD [95% CI]	I^2/%	纳入研究
治疗结束时（组间比较）	2	204	−0.24 [−0.74, 0.26]	69	H1, H18
组内治疗前后比较：口服中药组	2	107	−3.73 [−5.14, −2.32]*	89	H1, H18
组内治疗前后比较：光疗组	2	97	−2.90 [−3.30, −2.49]*	0	H1, H18

注：* 有统计学意义。

(3) 口服中药联合西药（中西医结合）vs. 西药

1 项研究评价了当归苦参丸联合异维 A 酸和罗红霉素治疗痤疮的疗效（H69）。结果显示，中西医结合组的痤疮评分较对照组降低（128 名受试者，

MD–0.65［–0.82,–0.48］）。治疗组组内治疗前后评分下降幅度比对照组更大（治疗组:MD –2.43［–2.57,–2.29］;对照组:MD –1.63［–1.79,–1.47］）。

(4)口服中药联合光疗(中西医结合) vs. 光疗

5 项研究比较了口服中药联合光疗和单用光疗的疗效(H1,H5,H18,H43,H47)。其中 3 项研究(H1,H5,H18)使用了红蓝光治疗,Meta 分析结果提示两组治疗结束时的皮损评分无统计学差异(SMD –0.83［–1.66,–0.00］,P=0.05,I^2=97%）(表 5-10)。两组组内治疗前后比较均有统计学差异(治疗组:SMD –5.05［–7.24,–2.85］,I^2=97%;对照组:SMD –3.43［–4.51,–2.36］)。Meta 分析结果的统计学异质性显著,根据对照措施为异维 A 酸和疗程为 8 周进行亚组分析,只有光疗组组内治疗前后对比时疗程为 8 周的亚组分析结果提示无统计学异质性,其余亚组分析的结果均未能改变异质性情况,因此读者需谨慎解释上述结果。

表 5-10　口服中药联合光疗 vs. 红蓝光治疗:痤疮评分

结局指标		研究数量	受试者人数	SMD［95% CI］	I^2/%	纳入研究
治疗结束时(组间比较)		3	385	–0.83［–1.66,0.00］	93	H1,H5,H18
亚组分析	异维 A 酸对照	2	205	–0.51［–1.39,0.37］	90	H1,H18
组内治疗前后比较:口服中药联合光疗组		3	198	–5.05［–7.24,–2.85］*	97	H1,H5,H18
亚组分析	疗程为 8 周	2	108	–4.09［–5.74,–2.44］*	91	H1,H18
组内治疗前后比较:光疗组		3	187	–3.43［–4.51,–2.36］*	91	H1,H5,H18
亚组分析	疗程为 8 周	2	97	–2.90［–3.30,–2.49］*	0	H1,H18

注:* 有统计学意义。

另外有 2 项研究比较了口服中药联合强脉冲光治疗与单用强脉冲光治疗痤疮的疗效并报道了 GAGS 评分(H43,H47)。Meta 结果显示,治疗结束时两组的 GAGS 评分无统计学差异(共 140 名受试者,MD 2.37［–6.05,1.30］,I^2=100%）。中西医结合组组内治疗前后差异无统计学意义(MD –9.26

$[-20.37, 1.85]$，$I^2=100\%$)，而对照组组内治疗前后差异则有统计学意义(MD -6.68 $[-13.34, -0.02]$，$I^2=99\%$)，不过两组 95% CI 区间很大，限制了结果的精确性。由于 Meta 分析的统计学异质性显著，而纳入研究只有 2 项，故无法进行亚组分析。导致异质性显著的原因可能与该两项研究受试者痤疮严重程度基线水平差异有关，故读者需谨慎参考上述结论。

(5) 口服中药联合西药与光疗(中西医结合) vs. 西药与光疗

2 项研究比较了口服中药联合外用克林霉素与红蓝光和西药与光疗治疗痤疮的疗效(H26, H104)。Meta 分析结果提示，治疗结束时中西医结合组皮损评分低于对照组(SMD -1.68 $[-2.37, -0.98]$，$I^2=70\%$)。两组组内治疗前后对比亦有统计学差异(治疗组：SMD -5.31 $[-7.02, -3.60]$，$I^2=82\%$；对照组：SMD -3.55 $[-4.67, -2.42]$，$I^2=77\%$)。

(6) 中药联合健康教育 vs. 安慰剂联合健康教育

1 项研究在健康教育(饮食和生活方式调节指导)基础上比较了欧洲小檗水提取物与安慰剂的疗效(H29)。结果显示，在治疗结束时治疗组的 Michaelson 评分低于对照组(MD -3.61 $[4.53, -2.69]$)。治疗组组内治疗前后比较有统计学意义(MD -24.44 $[-26.82, -22.06]$)，但对照组组内治疗前后比较则无统计学意义(MD -1.08 $[-5.45, 3.29]$)。

4. 复发率

共有 18 项研究报道了痤疮复发率(H1, H4, H15, H27, H39, H50, H62, H63, H65, H68, H72, H74, H76, H78~H81, H86)。由于各研究对复发率的定义均有所不同，故无法进行 Meta 分析。其中有 3 项研究未报道痤疮复发的具体人数(H15, H65, H78)，故不纳入分析。另 1 项研究仅报道了复发率的百分比(H68)，但未说明复发率的定义和标准，故只描述性呈现其结果，文中提及在治疗结束后 3 个月时随访，口服中药联合异维 A 酸与外用过氧化苯甲酰组的复发率(8.3%)高于西药组(7.9%)。其余 14 项研究的复发率结果分析如下：

(1) 口服中药 vs. 西医

在单纯口服中药对比西医的研究中，使用经典方剂或中成药的研究中两组的复发率无统计学差异(H1, H4, H72)。1 项使用自拟中药方的研究结果显示,在治疗结束后 8 周时随访,自拟中药方组比罗红霉素、维胺酯与他扎罗汀乳膏组(H62)的复发率更低(*RR* 0.41［0.20,0.83］)。在 1 项自拟中药方对比异维 A 酸的研究(H81)中,2 个月后对痊愈患者进行随访,自拟中药方组的复发率更低(*RR* 0.13［0.03,0.51］)。另 1 项研究(H86)在 6 个月后对痊愈患者进行随访,发现自拟中药方组的复发率比异维 A 酸组更低(*RR* 0.27［0.09,0.77］)。其余 2 项运用自拟中药方的研究中,自拟中药方组与对照组的复发率无统计学差异(H27,H80)(表 5-11)。

表 5-11　口服中药 vs. 西医:复发率

干预组	对照组	复发率评估时间点	复发率评估统计人群	研究数量	受试者人数	*RR*［95% *CI*］	纳入研究
加味茵陈蒿汤	蓝光、红光	治疗结束后 3 个月	完成随访的受试者	1	110	0.67［0.20,2.26］	H1
一清胶囊	蓝光	治疗结束后 1 个月	所有受试者	1	66	无复发	H4
桃红四物汤加减	异维 A 酸,红霉素乙基琥珀酸酯,曲安奈德＋林可霉素＋利多卡因(皮损内注射)	治疗结束后 3 个月	痊愈受试者	1	100	0.33［0.10,1.05］	H72
自拟中药方	罗红霉素,维胺酯,他扎罗汀乳膏	治疗结束后 8 周	未说明	1	173	0.41［0.20,0.83］*	H62
自拟中药方	异维 A 酸	2 个月后随访,未说明起始时间	痊愈受试者	1	108	0.13［0.03,0.51］*	H81
自拟中药方	异维 A 酸	6 个月后随访,未说明起始时间	痊愈受试者	1	150	0.27［0.09,0.77］*	H86

干预组	对照组	复发率评估时间点	复发率评估统计人群	研究数量	受试者人数	*RR*［95% *CI*］	纳入研究
自拟中药方	异维 A 酸	治疗结束后 3 个月	所有受试者	1	90	0.90［0.40,2.00］	H27
自拟中药方	头孢克洛,维胺酯,阿达帕林	2 个月后随访,未说明起始时间	痊愈 / 明显好转 / 好转受试者	1	60	0.17［0.02,1.38］	H80

注:* 有统计学意义。*RR*:相对危险度。

(2)口服中药联合西医(中西医结合)vs. 西医

在中西医结合治疗的研究中,使用经典方剂或中成药联合西医治疗(治疗组)与西医治疗的复发率无统计学差异(H1,H4,H79)。以下 4 项使用自拟中药方联合西医治疗的研究结果提示中西医结合组的复发率要低于对照组(H50,H65,H74,H76)。自拟中药方联合四环素,维生素 A、D,维生素 B_6,过氧化苯甲酰和维 A 酸乳膏治疗(H50)在治疗结束后 6 个月随访时的复发率要低于对照组(*RR* 0.20［0.08,0.49］)。自拟中药方联合阿达帕林治疗(H65)在 6 个月后随访时的复发率更低(*RR* 0.26［0.10,0.70］)。在治疗结束后 1 年时对所有受试者进行随访,自拟中药方联合强脉冲光的复发率低于光疗组(*RR* 0.05［0.00,0.79］)(H74)。自拟中药方联合维 A 酸乳膏和维胺酯治疗(H76)在治疗结束后 3 个月时痊愈患者的复发率比对照组低(*RR* 0.41［0.17,0.98］)。其余 2 项运用中西医结合治疗痤疮的研究中两组的复发率无统计学差异(H27,H39)(表 5-12)。

表 5-12　口服中药联合西医 vs. 西医:复发率

干预组	对照组	复发评估时间点	复发率评估统计人群	研究数量	受试者人数	*RR*［95% *CI*］	纳入研究
加味茵陈蒿汤＋蓝光、红光	蓝光、红光	治疗结束后 3 个月	完成随访的受试者	1	65	0.51［0.13,1.98］	H1

干预组	对照组	复发评估时间点	复发率评估统计人群	研究数量	受试者人数	RR [95% CI]	纳入研究
一清胶囊+蓝光	蓝光	治疗结束后1个月	所有受试者	1	70	无复发	H4
枇杷清肺饮加减+异维A酸红霉素凝胶	异维A酸红霉素凝胶	3个月后随访,未说明起始时间	痊愈/明显好转受试者	1	105	0.13 [0.02,1.10]	H79
自拟中药方+四环素,维生素A、D,维生素B₆,过氧化苯甲酰,维A酸乳膏	四环素,维生素A、D,维生素B₆,过氧化苯甲酰,维A酸乳膏	治疗结束后6个月	完成随访的受试者	1	109	0.20 [0.08,0.49]*	H50
自拟中药方+阿达帕林	阿达帕林	6个月后随访,未说明起始时间	痊愈受试者	1	38	0.26 [0.10,0.70]*	H65
自拟中药方+强脉冲光	强脉冲光	治疗结束后1年	所有受试者	1	90	0.05 [0.00,0.79]*	H74
自拟中药方+维A酸乳膏,维胺酯	维A酸乳膏,维胺酯	治疗结束后3个月	痊愈受试者	1	40	0.41 [0.17,0.98]*	H76
自拟中药方+异维A酸,过氧化苯甲酰	异维A酸,过氧化苯甲酰	治疗结束后3个月	所有受试者	1	90	0.40 [0.14,1.18]	H27
自拟中药方+阿维A酸,维A酸乳膏,红霉素凝胶	阿维A酸,维A酸乳膏,红霉素凝胶	12个月后随访,未说明起始时间	痊愈受试者	1	81	0.34 [0.11,1.01]	H39

注:* 有统计学意义。

5. 健康相关生活质量

3 项研究报道了口服中药对生活质量的影响(H28,H30,H45)。1 项研究报道的数据无法进行二次分析,故不纳入讨论(H28)。1 项研究(H45)报道了皮肤病生活质量指数(DLQI)评分(分数越低越好),治疗结束时清热散结胶囊联合异维 A 酸组的患者在日常活动(*MD* −0.28 [−0.39,−0.17])、休闲娱乐(*MD* −0.30 [−0.49,−0.11])、人际关系(*MD* −0.22 [−0.31,−0.13])、症状感受(*MD* −0.31 [−0.41,−0.21])、治疗(*MD* −0.54 [−0.63,−0.45])以及工作学习(*MD* −0.36 [−0.47,−0.25])6 个领域中的评分均低于对照组。此外对两组的组内治疗前后 DLQI 评分差异进行比较,结果均有统计学差异,提示两组患者的生活质量均有不同程度的改善。其中治疗组在休闲娱乐领域中评分下降幅度最大(1.49 分,[−1.64,−1.34]),其次为治疗领域(下降 1.27 分,[−1.39,−1.15]),症状感受领域下降 1.05 分([−1.17,−0.93]),人际关系领域下降 0.95分([−1.10,−0.80]),日常活动领域下降 0.90 分([−1.07,−0.73]),工作学习领域下降 0.68 分([−0.80,−0.56])。异维 A 酸组治疗前后也有类似的变化:休闲娱乐领域下降 1.24 分([−1.41,−1.07]),治疗领域下降 0.78 分([−0.91,−0.65]),人际关系领域下降 0.76 分([−0.89,−0.63]),日常活动领域下降 0.67分([−0.74,−0.60]),症状感受领域下降 0.63 分([−0.80,−0.46]),工作学习领域下降 0.36 分([−0.50,−0.22])。

另外 1 项研究报道了 Cardiff 痤疮伤残指数(CADI)(H30)。治疗结束时,脱咖啡因绿茶提取物与安慰剂相比无统计学差异(*MD* −0.20 [−1.65,1.25])。两组的组内治疗前后 CADI 评分亦无统计学差异(脱咖啡因绿茶提取物:*MD* −0.80 [−2.13,0.53];安慰剂:*MD* −1.40 [−2.85,0.05])。

6. 有效率

有 12 项研究报道的有效率参照了中医临床指南或标准(H27,H31,H65,H73,H81,H87,H90,H91,H106,H111~H113)。其中 1 项研究为三臂试验,有2 个治疗组(中药组和中药联合西药组)(H27)。以下根据不同的有效率参照标准分别呈现结果。

(1)口服中药 vs. 西医

5 项研究的有效率参照了《中药新药临床研究指导原则(试行)》(H27,

H73,H81,H87,H90)。Meta 分析结果提示,以皮损消退或症状改善 ≥50% 为标准评价有效率,中药组是西药组的 1.12 倍([1.03,1.23],I^2=12%)。

(2)口服中药联合西医(中西医结合)vs. 西医

4 项研究参照 1994 年《中医病证诊断疗效标准》报道了有效率(H31,H106,H111,H112)。Meta 分析结果提示(表 5-13),以皮损减少 ≥30% 或症状明显减轻为标准评价有效率,中西医结合组是西药组的 1.23 倍([1.12,1.34],I^2=0%)。各研究使用的中药方和对照药物不尽相同,因此无法进行这方面的亚组分析。根据疗程(4 周/1 个月或 8 周)的不同进行了亚组分析,结果仍提示中西医结合组较西药组的有效率更高。

有 3 项研究参照《中药新药临床研究指导原则(试行)》报道了有效率(H27,H65,H91)。Meta 分析结果提示(表 5-13),中西医结合治疗对比西医治疗在皮损消退或症状改善 ≥50% 方面无统计学差异(RR 1.13 [0.99,1.29],I^2=59%)。对疗程为 4 周的研究进行亚组分析,结果提示中西医结合治疗较西医的有效率更高(RR 1.21 [1.08,1.36],I^2=0%)。

表 5-13 口服中药联合西医 vs. 西医:有效率

有效率参考标准		研究数量	受试者人数	RR [95% CI]	I^2/%	纳入研究
《中医病证诊断疗效标准》:皮损减少 ≥30% 或症状明显减轻		4	434	1.23 [1.12,1.34]*	0	H31,H106,H111,H112
亚组分析	①疗程:1 个月/4 周	2	250	1.20 [1.08,1.34]*	0	H31,H111
	②疗程:8 周	2	184	1.29 [1.05,1.58]*	41	H106,H112
《中药新药临床研究指导原则(试行)》:皮损消退或症状改善 ≥50%		3	359	1.13 [0.99,1.29]	59	H27,H65,H91
亚组分析	疗程:4 周	2	239	1.21 [1.08,1.36]*	0	H27,H65

注:* 有统计学意义。

另外 1 项研究比较了自拟中药方联合异维 A 酸与单用异维 A 酸的疗效(H113),该研究的有效率评判标准参照了《临床疾病诊断与疗效判断标准》。

在皮疹消退 30% 以上方面,中药联合异维 A 酸组的有效率与对照组比较无统计学差异(*RR* 1.20 [0.88, 1.65])。

7. 阳性结果 Meta 分析的 RCT 研究常用口服中药总结

为进一步获得可能在各类结局指标的阳性结果中起主要作用的中药,我们对 3 项 Meta 分析的纳入研究中涉及的中药进行了频次分析,这些 Meta 分析结果均提示单纯口服中药或口服中药联合西医治疗痤疮在相应结局指标中对比西医治疗有统计学差异。频次分析结果提示,丹参和甘草是最常用的中药,其次为赤芍、黄芩、枇杷叶、蒲公英和桑白皮(表 5-14)。

表 5-14　阳性结果 Meta 分析 RCT 研究常用口服中药总结表(口服中药)

中药	植物学名	使用频次
口服中药 vs. 西医:皮损评分,1 个 Meta 分析,纳入 5 项 RCT(表 5-8)		
丹参	*Salvia miltiorrhiza* Bge.	3
甘草	*Glycyrrhiza uralensis* Fisch.;*Glycyrrhiza inflata* Bat.;*Glycyrrhiza glabra* L.	3
枇杷叶	*Eriobotrya japonica*(Thunb.)Lindl.	2
桃仁	*Prunus persica*(L.)Batsch;*Prunus davidiana*(Carr.)Franch.	2
桑白皮	*Morus alba* L.	2
红花	*Carthamus tinctorius* L.	2
蒲公英	*Taraxacum mongolicum* Hand.-Mazz.;*Taraxacum borealisinense* Kitam.	2
黄芩	*Scutellaria baicalensis* Georgi	2
口服中药 vs. 西医:有效率,1 个 Meta 分析,纳入 5 项 RCT		
丹参	*Salvia miltiorrhiza* Bge.	5
夏枯草	*Prunella vulgaris* L.	4
甘草	*Glycyrrhiza uralensis* Fisch.;*Glycyrrhiza inflata* Bat.;*Glycyrrhiza glabra* L.	4
白花蛇舌草	*Hedyotis diffusa* Willd.	4
蒲公英	*Taraxacum mongolicum* Hand.-Mazz.;*Taraxacum borealisinense* Kitam.	4
赤芍	*Paeonia lactiflora* Pall.;*Paeonia veitchii* Lynch	4
连翘	*Forsythia suspensa*(Thunb.)Vahl	4

续表

中药	植物学名	使用频次
口服中药联合西医(中西医结合) vs. 西医:有效率,1 个 Meta 分析,纳入 5 项 RCT(表 5-13)		
赤芍	*Paeonia lactiflora* Pall.;*Paeonia veitchii* Lynch	4
丹参	*Salvia miltiorrhiza* Bge.	3
黄芩	*Scutellaria baicalensis* Georgi	3
生地黄	*Rehmannia glutinosa* Libosch.	3
枇杷叶	*Eriobotrya japonica*(Thunb.)Lindl.	2
桑白皮	*Morus alba* L.	2
甘草	*Glycyrrhiza uralensis* Fisch.;*Glycyrrhiza inflata* Bat.;*Glycyrrhiza glabra* L.	2
石膏	Gypsum Fibrosum	2

8. GRADE 评价

我们利用 GRADE 临床证据结果总结表呈现基于重要结局指标的证据质量。GRADE 评价的流程和内容详见第四章。本章纳入评价的结局指标包括皮损计数、痤疮严重程度评分、健康相关生活质量、有效率和不良事件。干预措施方面评价了总体口服中药治疗以及临床最常用的中药方剂或中成药(枇杷清肺饮、五味消毒饮和丹参酮胶囊),通过与常规西医治疗进行对比,得出对临床有重要性的研究的证据质量。将纳入研究报道的安全性结局指标主要分为三类:皮肤不良事件如口干、唇干、皮肤干燥、脱屑、瘙痒、潮红等;胃肠道不良事件如胃脘不适、腹胀、腹泻、恶心、纳差等;其他类型不良事件如肝功能异常、血脂升高、头晕头痛等。当符合上述标准的研究文献仅报道了安全性指标时只对其进行文字描述。

以下为总体口服中药治疗(单用或中西医结合)临床研究的证据质量评价:

(1)口服中药 vs. 外用药物

16 项研究比较了口服中药与外用药物的疗效(H2,H6,H7,H10,H11,H13~H15,H17,H19,H21,H22,H24,H25,H34,H38),疗程 2~8 周,平均疗程为 5.7 周。所有研究仅报道了安全性指标,中药组共发生了 38 例皮肤不良事件和 55 例胃肠道不良事件,外用药物组发生了 136 例皮肤不良事件。其中 1 项 RCT 研究(H25)未报道外用药物组不良事件的例数。

（2）口服中药 vs. 系统抗生素联合其他治疗

9 项研究比较了口服中药与系统抗生素联合其他治疗的疗效（H35，H54，H58，H59，H62，H72，H80，H87，H90）。其中 1 项研究报道了不同类型的皮损计数（H62），2 项研究报道了有效率（H87，H90）。没有研究报道痤疮严重程度评分或生活质量。从表 5-15 可见，治疗 8 周后中药组的深部炎症性皮损与结节、囊肿和脓肿皮损计数比西药组更少；中药组的浅表炎症性皮损计数与西药组无统计学差异；中药组的粉刺计数比西药组更多。总体来说口服中药治疗可改善痤疮严重程度（H62）。在皮损消退或症状改善 ≥ 50% 方面（参照《中药新药临床研究指导原则（试行）》），经 4 周 /30 天治疗后中药组的有效率高于西药组（H62）。

6 项研究报道了安全性指标（H35，H54，H58，H59，H62，H72，共 730 名患者）。中药组发生了 23 例胃肠道不良事件，如胃脘不适、恶心呕吐、腹胀、便溏等；1 例疲劳和 1 例轻度转氨酶升高。西药组发生了 15 例胃肠道不良事件，如胃痛、恶心、便秘等；48 例皮肤不良事件，如皮肤干燥、刺痛等；37 例其他不良事件，包括疲劳、嗜睡、食欲不振、头晕、头痛、转氨酶异常和月经量变化等。1 项 RCT 研究（H35）报道两组均无不良事件发生。

表 5-15　GRADE 评价：口服中药 vs. 系统抗生素联合其他治疗

结局指标（疗程） 研究数量 受试者例数	绝对效应		相对效应 （95% *CI*）	证据质量 （GRADE）
	口服中药	系统抗生素联合其他治疗		
粉刺皮损计数（8 周） 1 项 RCT 173 名受试者	22.07	9.11	*MD* 12.96 ［10.51，15.41］	⊕⊕○○ 低
	平均增加 12.96 个 （增加 10.51~15.41 个）			
浅表炎症性皮损计数（8 周） 1 项 RCT 173 名受试者	8.05	7.03	*MD* 1.02 ［−0.25，2.29］	⊕⊕○○ 低
	平均增加 1.02 个 （减少 0.25 个 ~ 增加 2.29 个）			
深部炎症性皮损计数（8 周） 1 项 RCT 173 名受试者	11.57	4.89	*MD* −6.68 ［−8.19，−5.17］	⊕⊕○○ 低
	平均减少 6.68 个 （减少 5.17~8.19 个）			

续表

结局指标(疗程) 研究数量 受试者例数	绝对效应		相对效应 (95%CI)	证据质量 (GRADE)
	口服中药	系统抗生素联 合其他治疗		
结节、囊肿、脓肿计数(8周) 1项RCT 173名受试者	2.32	6.87	MD −4.55 [−4.92, −4.18]	⊕⊕○○ 低
	平均减少4.55个 (减少4.18~4.92个)			
有效率(4周~30天) 2项RCT 共140名受试者	93%	74%	RR 1.25 [1.06, 1.46]	⊕⊕○○ 低
	平均每100例增加19例 (每100例增加4~34例)			

注:干预组的危险度(95%置信区间)基于对照组假设的危险度以及干预组相对效应(95%置信区间)。

下列因素解释了为何决定降低评级:未采用盲法导致高风险偏倚;样本量不足限制了结果精确性。

纳入研究:

皮损计数(所有类型皮损)H62

有效率(4周~30天):H87,H90

(3)口服中药联合外用药物(中西医结合)vs.外用药物

32项RCT比较了口服中药联合外用药物与外用药物的疗效(H2,H6,H7,H10,H11,H13~H15,H17,H19,H21,H22,H24,H25,H32,H33,H61,H64~H66,H70,H71,H79,H82~H85,H97,H100,H101,H105,H114)。2项研究报道了皮损计数,其中1项研究报告了非炎症性和炎症性皮损计数(H64),另1项研究报道了总皮损计数(H66)。1项研究报道了有效率(H65)。所有研究均未报道痤疮严重程度评分或生活质量。所有研究均报道了安全性指标。

从表5-16中可知,接受中西医结合治疗的患者在治疗8周后其非炎症性和炎症性皮损计数比对照组更少(H64)。而另1项研究则显示治疗8周后中西医结合组的总皮损计数与对照组无统计学差异(H66)。在皮损消退或症状改善 ≥ 50%方面,中西医结合组的有效率要高于对照组(H65)。31项研究报道了不良事件(H2,H6,H7,H10,H11,H13~H15,H17,H19,H21,H22,H24,H25,H32,H33,H61,H65,H66,H70,H71,H79,H82~H85,H97,H100,H101,H105,H114,共包括3 105名患者),中西医结合组出现胃肠道不良事件更多,而对照组发生的皮肤不良事件更多。中西医结合组发生了62例胃肠道不良事件(如腹泻、胃脘不适、恶心等),134 例皮肤不良事件(如皮肤红斑、脱屑、灼烧感和瘙痒等)和 6 例其他类型不良事件。对照组发生了 15 例胃肠道不良事件和 187 例皮肤病事件。1 项 RCT 研究(H64)报道两组均无不良事件发生。

表 5-16　GRADE：口服中药联合外用药物 vs. 外用药物

结局指标(疗程) 研究数量 受试者例数	绝对效应		相对效应 (95% CI)	证据质量 (GRADE)
	口服中药联合外用药物	外用药物		
非炎症性皮损计数(8周) 1 项 RCT 98 名受试者	8.3 平均减少 14.2 个 (减少 9.84~18.56 个)	22.5	MD −14.2 (−18.56, −9.84)	⊕⊕○○ 低
炎症性皮损计数(8 周) 1 项 RCT 98 名受试者	6 平均减少 12.1 个 (减少 9.06~15.14 个)	18.1	MD −12.1 (−15.14, −9.06)	⊕⊕○○ 低
总皮损计数(8 周) 1 项 RCT 98 名受试者	12.6 平均增加 0.8 个 (减少 1.38 个 ~ 增加 2.98 个)	11.8	MD 0.8 (−1.38, 2.98)	⊕⊕○○ 低
有效率(4 周 ~30 天) 1 项 RCT 149 名受试者	90% 每 100 例增加 16 例 (每 100 例增加 4~31 例)	74%	RR 1.22 (1.05, 1.42)	⊕⊕○○ 低

注：干预组的危险度(95% 置信区间)基于对照组假设的危险度以及干预组相对效应(95% 置信区间)。

下列因素解释了为何决定降低评级：未采用盲法导致高风险偏倚；样本量不足限制了结果精确性。

纳入研究：

皮损计数(炎症性 / 非炎症性皮损)：H64

皮损计数(所有类型皮损)：H66

有效率：H65

(4)口服中药联合系统抗生素与其他治疗(中西医结合)vs. 系统抗生素与其他治疗

12 项研究比较了口服中药联合系统抗生素与其他治疗痤疮和系统抗生素与其他治疗的疗效(H50,H56,H69,H78,H108,H115~H121)。其中 1 项研究报道了皮损计数(H108),1 项研究报道了痤疮严重程度评分(H69)。所有研究均报道了安全性指标。

表 5-17 显示,经 4 周疗程后中西医结合组皮损计数减少(H108),另外经 3 个月的疗程后中西医结合治疗可减轻痤疮严重程度(H69)。12 项研究报道了不良事件(H50,H56,H69,H78,H108,H115~H121)。中西医结合组发生的不良事件数量较多,包括 85 例胃肠道不良事件,32 例皮肤不良事件和 5 例其他类型不良事件(如 2 例头晕和耳鸣,2 例轻度下肢水肿和 1 例头痛)。对照组发生的不良事件包括 42 例胃肠道不良事件,36 例皮肤不良事件和 3 例头晕。

表 5-17　GRADE:口服中药联合系统抗生素与其他治疗 vs. 系统抗生素与其他治疗

结局指标(疗程) 研究数量 受试者例数	绝对效应		相对效应 (95%CI)	证据质量 (GRADE)
	口服中药联合 系统抗生素与 其他治疗	系统抗生素 与其他治疗		
皮损计数(4 周) 1 项 RCT 60 名受试者	9.63 平均减少 9.18 个 (减少 7.1~11.26 个)	18.81	*MD* –9.18 (–11.26,–7.1)	⊕⊕○○ 低
痤疮严重程度评分(3 个月) 1 项 RCT 128 名受试者	1.02 平均减少 0.65 分 (减少 0.48~0.82 分)	1.67	*MD* –0.65 (–0.82,–0.48)	⊕⊕○○ 低

注:干预组的危险度(95% 置信区间)基于对照组假设的危险度以及干预组相对效应(95% 置信区间)。

下列因素解释了为何决定降低评级:未采用盲法导致高风险偏倚;样本量不足限制了结果精确性。

纳入研究:

皮损计数:H108

皮损评分:H69

(5)临床常用方剂或中成药治疗 vs. 西医治疗

使用了临床常用方剂(枇杷清肺饮、五味消毒饮)或中成药丹参酮胶囊治疗痤疮的所有临床研究中仅报道了安全性指标,均无报道其他纳入 GRADE 评价的结局指标。研究中报道的不良事件归纳详见表 5-18。

表 5-18　临床常用方剂或中成药治疗痤疮的临床研究安全性指标总结

干预措施	对照措施	纳入研究	不良事件	
枇杷清肺饮	外用维A酸乳膏	H11	治疗组	4例轻度胃部不适和腹泻
			对照组	5例皮肤红斑、干燥和脱屑
枇杷清肺饮	四环素、螺内酯、维生素B和硫酸锌	H54	治疗组	2例大便稀烂
			对照组	7例头痛、恶心和食欲不振
枇杷清肺饮联合外用药物	外用药物	H79,H11,H84	治疗组	6例胃肠道不良事件 12例皮肤不良事件
			对照组	20例皮肤不良事件
枇杷清肺饮联合维胺酯胶囊、阿奇霉素、外用克林霉素凝胶和维A酸乳膏	维胺酯胶囊、阿奇霉素、外用克林霉素凝胶和维A酸乳膏	H121	治疗组	8例口干和皮肤干燥 5例胃肠道不适
			对照组	11例口干和皮肤干燥 3例胃肠道不适
五味消毒饮或五味消毒饮联合阿达帕林	阿达帕林	H17	中药组	2例大便稀软
			中西医结合组	外用阿达帕林后出现4例皮肤红斑、干燥和脱屑 服用中药后出现6例大便稀软
			对照组	5例皮肤红斑、干燥和脱屑
丹参酮胶囊	外用药物	H6,H7,H15,H24	治疗组	10例胃肠道不良事件(间歇性腹泻等) 3例皮肤不良事件(皮肤红斑、脱屑、烧灼感和轻度瘙痒) 6例其他类型不良事件
			对照组	29例皮肤不良事件
丹参酮胶囊联合外用药物	外用药物	H6,H7,H15,H24,H70,H71	治疗组	21例胃肠道不良事件 30例皮肤不良事件
			对照组	48例皮肤不良事件

9. 口服中药治疗痤疮的安全性(随机对照试验)

大多数研究都报道了安全性指标。其中部分研究仅描述了不良事件的内容如恶心、腹泻等,但未报道具体例数;部分研究仅报道了发生不良事件的例数,但未说明是哪个组的不良事件,故均未纳入分析。我们对纳入分析的中

药组、中西医结合组和西医对照组的不良事件发生情况分别进行了汇总,具体如下:

在 54 项口服中药与指南推荐治疗的疗效比较研究中,共有 45 项研究报道了安全性指标(H1~H4,H6~H17,H19,H21~H25,H28,H30,H34~H36,H38,H40,H46,H48,H49,H52,H54,H57~H59,H62,H67,H72,H73,H75,H81,H88,H89)。其中 2 项研究报道无不良事件发生(H28,H35)。其余研究(43 项研究共 1 890 名受试者)共报道了中药组发生 167 例不良事件,包括胃肠道不良事件 101 例,皮肤不良事件 58 例和其他类型不良事件 8 例。

在口服中药联合指南推荐用药的中西医结合治疗痤疮的 94 项研究中(共 5 008 名受试者),有 9 项研究报道无不良事件发生(H5,H29,H31,H41,H69,H78,H92,H112,H122)。其余研究报道中西医结合组发生了 245 例胃肠道不良事件,667 例皮肤不良事件和 47 例其他类型不良事件(H1~H17,H19~H22,H24,H25,H29,H31~H33,H37,H39,H41~H45,H47,H50,H51,H53,H55,H56,H60,H61,H63,H65,H66,H68~H71,H74,H76~H79,H82~H85,H91~H106,H108,H111~H129)。在 1 项研究(H25)中,一名受试者因腹泻而退出研究。

在上述纯中药或中西医结合治疗的研究中,西医对照组发生的不良事件例数(1 434 例)高于中药组或中西医结合组,包括 108 例胃肠道不良事件,1 229 例皮肤不良事件和 97 例其他类型不良事件。1 项研究(H68)报道一名受试者因不良事件而退出研究,但未说明具体原因。

(二)口服中药治疗的非随机对照试验

共纳入 17 项中药治疗痤疮的非随机对照试验(H130~H146),均为双臂平行对照试验。受试者共计 2 294 人,4 项研究仅纳入成人患者(H133,H134,H137,H141),其余研究包括青少年和成人,大部分为门诊患者;受试者年龄从 11 岁(H130)到 46 岁(H136,H143)不等;病程从 1 个月(H132,H135)到 10 年(H143)不等;男性患者稍多于女性(男性 1 069 人,女性 920 人)。2 项研究分别报道了肺热型和痰瘀型(H137)以及肺经风热证和痰湿凝聚证(H143)作为患者的纳入标准或辨证论治的分型标准,疗程在 10 天(H140)到 8 周(H144)不等。所有研究均无报道脱失或随访。

2 项研究为单纯口服中药治疗,其余研究使用口服中药联合西医治疗。大部分研究为自拟中药方。除 2 项研究(H135,H144)使用了一清胶囊外,其余研究之间无重复使用的方剂。17 项研究共涉及 61 种不同的中药,最常用的是金银花、白花蛇舌草、黄芩和大黄(表 5-19)。

表 5-19　口服中药治疗非随机对照试验常用中药

中药名	植物学名	使用频次
金银花	*Lonicera japonica* Thunb.	7
白花蛇舌草	*Hedyotis diffusa* Willd.	6
黄芩	*Scutellaria baicalensis* Georgi	6
大黄	*Rheum palmatum* L.;*Rheum tanguticum* Maxim.ex Balf.;*Rheum officinale* Baill.	5
甘草	*Glycyrrhiza uralensis* Fisch.;*Glycyrrhiza inflata* Bat.;*Glycyrrhiza glabra* L.	4
连翘	*Forsythia suspensa*(Thunb.)Vahl	4
牡丹皮	*Paeonia suffruticosa* Andr.	4
蒲公英	*Taraxacum mongolicum* Hand.-Mazz.;*Taraxacum borealisinense* Kitam.	4
生地黄	*Rehmannia glutinosa* Libosch.	4
栀子	*Gardenia jasminoides* Ellis	4
黄连	*Coptis chinensis* Franch.;*Coptis deltoidea* C.Y.Cheng et Hsiao;*Coptis teeta* Wall.	3
枇杷叶	*Eriobotrya japonica*(Thunb.)Lindl.	3

8 项研究将口服抗生素作为对照组,并分别与以下药物联合使用:

- 外用维 A 酸类药膏(H130,H135)
- 过氧化苯甲酰凝胶(H142)
- 口服异维 A 酸和外用维 A 酸乳膏(H141)
- 口服螺内酯,外用甲硝唑霜和维 A 酸霜(H139)
- 口服维胺酯胶囊、维生素 B_6,外用维 A 酸霜与甲硝唑加酮康唑溶液(H134)
- 口服螺内酯、维生素 B_6(H138)
- 口服维生素 B_6,外用过氧化苯甲酰凝胶、维 A 酸霜(H145)

其他研究的对照组药物包括外用过氧化苯甲酰凝胶(H140),外用维A酸(H143),外用抗生素加阿达帕林(H133),口服异维A酸(H132,H146),葡萄糖酸锌(H137)以及口服螺内酯、维生素 B_6 与外用阿达帕林(H144)。2 项研究使用非药物疗法,包括强脉冲光疗法(H131)和红蓝光疗法(H136)。

1. 有效率

在纳入的非随机对照试验研究中,仅有 1 项报道有效率的研究可被纳入分析(H138),结果显示在皮损减少 ≥30% 方面,口服中药联合多西环素、甲硝唑、螺内酯和维生素 B_6 治疗的患者有效率高于西药组(RR 1.69 [1.38,2.08])。

2. 口服中药治疗痤疮的安全性(非随机对照试验)

在 3 项单纯口服中药治疗的研究中(H132,H137,H141),中药组共发生了 4 例胃肠道事件。其余 14 项中西医结合治疗的研究中有 13 项研究报道了安全性指标(H130,H131,H133~H136,H139,H140,H142~H146),其中 2 项研究报道无不良事件发生(H133,H134)。其余研究报道中西医结合组(共 1 037 名受试者)发生 169 例不良事件,包括 104 例胃肠道不良事件和 65 例皮肤不良事件。而西药对照组(共 1 080 名受试者)发生 155 例不良事件,包括 48 例胃肠道不良事件,98 例皮肤不良事件和 9 例其他类型不良事件。

(三) 口服中药治疗的无对照研究

共纳入了 75 项口服中药治疗痤疮的无对照研究(H147~H221),受试者总计 7 615 人。大多数研究纳入患者包括青少年和成人,有 12 项研究仅纳入成人患者(H155,H159,H162,H170,H172,H174,H187,H193,H198,H203,H215,H218)。口服中药联合西医(中西医结合)治疗的研究有 18 项(H148,H153,H156,H158,H163,H164,H166,H171,H175,H178,H185,H187,H193,H198,H199,H205,H209,H221),这些研究至少报道了一项符合纳入标准的结局指标。

32 项研究将中医证型作为患者的纳入标准或作为辨证论治的分型标准(H150,H157,H158,H160,H162,H166,H169,H171,H172,H174,H175,H177,H181,H182,H184,H185,H187,H188,H191,H196,H198,H202,H204,H207,H209~H211,H215~H219)。最常见的证型有肺经风热(9 项研究)、冲任不调(5 项研究)、痰凝血瘀(5 项研究)和肺胃积热(4 项研究)。

16 项研究使用了 2 个或以上的方剂或中成药(H147,H148,H154,H158,

H168,H171,H175,H181,H182,H187,H188,H204,H207,H209,H210,H220)。大多数纳入研究使用的是自拟方,在有提及具体方名或中成药名的研究中最常用的是枇杷清肺饮(10 项研究)、丹参酮胶囊(4 项研究)、茵陈蒿汤(3 项研究)和五味消毒饮(2 项研究)。所有研究共涉及 163 种中药,最常用的是黄芩、甘草、连翘、生地黄和牡丹皮(表 5-20)。

表 5-20　口服中药治疗无对照研究常用中药

中药名	植物学名	使用频次
黄芩	*Scutellaria baicalensis* Georgi	55
甘草	*Glycyrrhiza uralensis* Fisch.;*Glycyrrhiza inflata* Bat.;*Glycyrrhiza glabra* L.	54
连翘	*Forsythia suspensa*(Thunb.)Vahl	44
生地黄	*Rehmannia glutinosa* Libosch.	41
牡丹皮	*Paeonia suffruticosa* Andr.	35
桑白皮	*Morus alba* L.	33
枇杷叶	*Eriobotrya japonica*(Thunb.)Lindl.	32
金银花	*Lonicera japonica* Thunb.	32
白花蛇舌草	*Hedyotis diffusa* Willd.	30
蒲公英	*Taraxacum mongolicum* Hand.-Mazz.;*Taraxacum borealisinense* Kitam.	30
赤芍	*Paeonia lactiflora* Pall.;*Paeonia veitchii* Lynch	30
丹参	*Salvia miltiorrhiza* Bge.	26
栀子	*Gardenia jasminoides* Ellis	26
当归	*Angelica sinensis*(Oliv.)Diels	21
黄连	*Coptis chinensis* Franch.;*Coptis deltoidea* C.Y.Cheng et Hsiao;*Coptis teeta* Wall.	19
薏苡仁	*Coix lacryma-jobi* L.var.*ma-yuen*(Roman.)Stapf	18
夏枯草	*Prunella vulgaris* L.	15
野菊花	*Chrysanthemum indicum* L.	15
茯苓	*Poria cocos*(Schw.)Wolf	14
大黄	*Rheum palmatum* L.;*Rheum tanguticum* Maxim.ex Balf.;*Rheum officinale* Baill.	13
陈皮	*Citrus reticulata* Blanco	13

（四）口服中药的安全性（无对照研究）

75 项无对照研究中有 49 项报道了安全性指标。在单纯口服中药治疗的 29 项研究中，12 项研究报道治疗期间无不良事件发生（H147，H150，H162，H167，H170，H174，H177，H188，H191，H195，H202，H214）。其余 17 项研究（包括 1 276 名受试者）报道了 66 例不良事件（H151，H152，H157，H159，H160，H172，H176，H183，H192，H200，H203，H207，H208，H211，H217，H219，H220），包括 57 例胃肠道不良事件，6 例皮肤不良事件和 3 例其他类型不良事件。其中 1 项研究报道 1 例口服中药后发生荨麻疹（H192）。

20 项中西医结合的研究中（H148，H153~H156，H158，H163，H166，H171，H175，H178，H185~H187，H193，H198，H199，H205，H209，H221），有 4 项报道无不良事件发生（H163，H175，H185，H198）。其余 16 项研究（包括 1 546 名受试者）共报道了 593 例不良事件，包括 73 例胃肠道不良事件，514 例皮肤不良事件和 6 例其他类型不良事件。其中 1 项研究报道发生了多例皮肤病不良事件（H187），有 180 名受试者自觉皮肤灼烧感，175 名受试者出现光疗后皮肤轻度红斑和干燥。

四、外用中药的临床研究证据

53 项临床研究被纳入评价外用中药治疗痤疮的疗效和安全性，共包括 5 182 名受试者。其中随机对照试验 26 项（H222~H247），非随机对照试验 1 项（H248），无对照研究 26 项（H249~H274）。

（一）外用中药治疗的随机对照试验

共纳入了 26 项外用中药治疗痤疮的随机对照试验（H222~H247）。其中 10 项 RCT 对比了单纯外用中药与指南推荐疗法的疗效（H222，H224，H226，H229，H232，H233，H235，H237，H240，H241），12 项研究评价了外用中药联合指南推荐疗法的效果（H223，H225，H227，H230，H234，H236，H238，H239，H242~H245）。2 项研究为三臂试验，包括单纯外用中药组和外用中药联合西医治疗组（H228，H231）。另外 1 项三臂试验研究中，因中西医结合组使用的西药与对照组不同,该治疗组的数据不被纳入分析,只纳入中药组(H224)。1项研究设有4个治疗组和3个对照组(H247),其中1个对照组使用纯芦荟凝胶作为阴性对照,该组数据不被纳入分析。

纳入的RCT研究共包括2 988名受试者,只有3项研究仅纳入成人患者(H226,H231,H244),其余研究均纳入青少年和成人。其中3项研究分别在伊朗(H245)、伊拉克(H247)和尼日利亚(H246)进行。大多数受试者为门诊患者,1项研究分别在门诊和大学进行招募(H229),2项研究在大学进行招募(H245,H246)。受试者病程从1周(H222)到20年(H243)不等,年龄从11岁(H237,H245)到47岁(H243)不等。男性患者多于女性(男性1 392人,女性1 367人),有部分研究未说明具体的男女例数(H231,H232,H245)。

治疗疗程从2周(H230,H232)到24周(H234)不等,大多数研究的疗程为4到8周。9项研究进行了随访评估(H222,H223,H228,H231,H232,H234,H241,H243,H244),随访时间从2周(H232)到1年(H222)不等。6项研究报道了受试者的失访情况(H231,H232,H243~H245,H247),共68名受试者失访。其中1项研究报道1名受试者因被诊断为多囊卵巢综合征(H232)而退出试验。另1项研究(H245)报道有3名受试者因过敏反应退出试验,12名受试者因个人原因退出试验。其余研究的失访原因不明。2项研究(H236,H241)将中医辨证分型作为患者的纳入标准和辨证论治的分型标准。研究涉及证型包括肠胃湿热(H236)、痰湿血瘀(H236)、湿热积聚热重于湿(H241)、湿热积聚湿重于热(H241)和湿热瘀血(H241)。

大多数研究使用的是自拟中药方,外用方法各异。5项研究使用中药溶液湿敷,或熏洗面部,或离子导入(H222,H225,H227,H232,H238)。其他包括中药面膜粉、凝胶、软膏、乳膏、酊剂和洗剂等。使用频次从每日3次(H237)到每周1次不等(H225,H232,H234,H242)。15项研究说明每日至少使用一次(H222,H224,H226~H229,H233,H235,H237,H238,H240,H241,H245~H247)。另外有研究使用了外用中成药姜黄消痤搽剂(H224,H228,H239)和芙蓉痤疮膏(H241)。所有研究共涉及71种中药,最常用的是丹参、大黄、黄芩和金银花(表5-21)。

表 5-21　外用中药治疗随机对照试验常用中药

中药名	植物学名	使用频次
丹参	*Salvia miltiorrhiza* Bge.	12
大黄	*Rheum palmatum* L.;*Rheum tanguticum* Maxim.ex Balf.;*Rheum officinale* Baill.	10
黄芩	*Scutellaria baicalensis* Georgi	7
金银花	*Lonicera japonica* Thunb.	7
白芷	*Angelica dahurica*（Fisch.ex Hoffm.）Benth.et Hook.f.;*Angelica dahurica*（Fisch.ex Hoffm.）Benth.et Hook.f.var. *formosana*（Boiss.）Shan et Yuan	5
黄柏	*Phellodendron chinense* Schneid.	5
连翘	*Forsythia suspensa*（Thunb.）Vahl	5
白花蛇舌草	*Hedyotis diffusa* Willd.	4
白及	*Bletilla striata*（Thunb.）Reichb.f.	4
赤芍	*Paeonia lactiflora* Pall.;*Paeonia veitchii* Lynch	4
芦荟	*Aloe barbadensis* Miller	4
蒲公英	*Taraxacum mongolicum* Hand.-Mazz.;*Taraxacum borealisinense* Kitam.	4
紫花地丁	*Viola yedoensis* Makino	4

纳入研究的对照组使用的治疗包括药物治疗和各种类型的光疗。其中1项研究治疗组和对照组分别使用外用中药与安慰剂盐水熏蒸（H232），2项研究对照组使用外用安慰剂药物（H246，H247）。其他研究对照药物治疗包括过氧化苯甲酰（H226，H233，H240），外用维 A 酸（H222，H235，H241，H245），外用维 A 酸、特比萘芬乳膏与口服异维 A 酸、阿奇霉素（H227），口服阿达帕林（H228，H237），外用异维 A 酸凝胶（H229），异维 A 酸红霉素凝胶（H224，H236），外用克林霉素磷酸酯凝胶联合口服阿达帕林（H234）。光疗包括蓝光疗法（H225）、红光疗法（H230）、蓝光联合红光疗法（H223，H239，H243，H244）、短脉冲光疗法（H231）、光动力疗法（H238）和光子嫩肤（H242）。

1. 偏倚风险

根据 Cochrane 手册对纳入研究的方法学质量进行偏倚风险评估

（表 5-22）。所有研究均提及随机,仅 6 项研究描述了随机的方法(H223,
H229~H231,H233,H235),其中 2 项研究使用计算机生成随机数字表(H223,
H235),这些研究的随机序列产生为低风险偏倚。1 项研究根据患者偏好分
组(H242),其偏倚风险为高风险。其余研究的偏倚风险为不确定。所有研
究均未提及分配方案隐藏,故偏倚风险为不确定。有 1 项研究提及受试者盲
法(H246),为低风险偏倚;另外 2 项提及盲法的研究未明确盲法的实施对象
(H245,H247),则偏倚风险为不确定。其余研究均未提及受试者盲法,其偏倚
风险被评为高风险。有 3 项研究因信息不足无法判断是否对研究人员实施盲
法,故偏倚风险为不确定(H245~H247),其余研究均为高风险。1 项研究提及
结局评价者不知晓分组信息(H246),故为低风险偏倚。其余研究由于信息不
足无法判断,故结局评估者盲法的偏倚风险为不明确。

21 项研究的纳入患者全部完成了试验,不完全结局报告偏倚风险为低风
险。4 项研究未报道数据缺失的原因或仅描述原因不清楚,并且未说明在数
据分析如何处理缺失数据(H231,H243,H244,H247)。1 项研究解释了部分
数据缺失的原因,但未说明在数据分析时如何处理缺失数据(H232)。这 5 项
研究的不完全结局报告偏倚风险为不确定。1 项研究报道的结局指标与试验
方案一致(H245),该研究的选择性报告研究结果为低风险偏倚。其余研究均
未提前发表研究方案计划或进行临床试验注册,故选择性报告研究结果的偏
倚风险为不确定。

表 5-22　外用中药类随机对照试验的偏倚风险评估

评价条目	低风险偏倚 /n(%)	偏倚风险不确定 /n(%)	高风险偏倚 /n(%)
随机序列产生	6(23.1)	19(73.0)	1(3.8)
分配方案隐藏	0(0)	26(100)	0(0)
受试者盲法	1(3.8)	2(7.7)	23(88.5)
研究人员盲法	0(0)	3(11.5)	23(88.5)
结局评估者盲法	1(3.8)	25(96.2)	0(0)
不完全结局报告	21(80.8)	5(19.2)	0(0)
选择性报告研究结果	1(3.8)	25(96.2)	0(0)

2. 皮损计数

4 项研究报道了皮损计数(H235,H236,H240,H247)。1 项研究(H247)结果显示,治疗结束时 2% 含茶乳液与安慰剂相比,其患者的丘疹计数(MD −2.80 [−4.02,−1.58])和脓疱计数(MD-9.40 [−11.00,−7.80])更少。治疗组治疗前后丘疹计数(MD −3.90 [−5.39,−2.41])和脓疱计数(MD −11.80 [−14.25,−9.35])均有统计学差异,安慰剂组治疗前后丘疹计数(MD −0.80 [−2.43,0.83])和脓疱计数(MD −2.00 [−4.43,0.43])对比则无统计学差异。

2 项研究比较了外用中药与西药治疗的疗效(H235,H240)。Meta 分析结果提示,治疗结束后两组总皮损计数无统计学差异(211 名受试者,SMD −0.04 [−0.37,0.28],I^2=26%);中药组治疗前后总皮损计数减少有统计学差异(107 名受试者,SMD −4.53 [−8.58,−0.47],I^2=98%);西药组治疗前后总皮损计数减少无统计学差异(104 名受试者,SMD −4.97 [−10.25,0.31],I^2=99%)。虽然统计学异质性显著,但由于纳入研究数量较少,无法进行亚组分析。因此外用中药治疗痤疮对比西药的疗效仍不清楚。

在 1 项外用中药联合西药治疗的研究中(H236),自制中药面膜联合异维 A 酸红霉素凝胶治疗(中西医结合)可减少患者的总皮损数量(MD −11.44 [−12.61,−10.27])。两组组内治疗前后对比均有统计学差异(中西医结合组:MD −101.72 [−102.91,−100.53]);西药组:MD −90.88 [−91.77,−89.99]。

3. 痤疮严重程度(评分)

2 项研究报道了痤疮严重程度评分(H235,H238)。1 项研究评价了 GAGS(H238),但研究报告的分值超出了 GAGS 的评分标准范围,故不被纳入分析。另 1 项研究外用自拟中药方(H235),结果显示治疗结束时外用中药组与维 A 酸组痤疮评分无统计学差异(MD −1.78 [−7.24,3.68]);而两组组内治疗前后对比有统计学差异(中药组:MD −26.55 [−40.00,−13.10]);西药组:MD −26.51 [−31.94,−21.08])。

4. 复发率

9 项研究报道了复发率(H222,H223,H228,H230,H232,H234,H241,H243,H244)。有 2 项研究报道了复发人数,但未报道纳入复发率评估的总人数(H223,H234),这些数据不纳入分析。4 项研究评价了单纯外用中药对比西药(H222,H228,H241)或安慰剂(H232)的疗效,但这些研究描述的复发率评估标准各不相同,故不能合并分析,现将单个研究的复发率情况叙述如下:1项纳入320名受试者的研究发现(H222),自拟中药方组与维A酸组相比复发率更低(RR 0.52 [0.28,0.98])。1项研究评估了随访患者的复发情况(H241),结果发现芙蓉痤疮膏组与维A酸组的复发率无统计学差异(68名受试者,RR 0.55 [0.19,1.62])。1项研究对"治愈"和"显效"的患者在治疗结束后2周时进行随访(H232),结果显示中药组与安慰剂组的复发率差异无统计学意义(22名受试者,RR 0.25 [0.05,1.15])。1项研究为三臂试验(H228),在治疗结束后第4周进行随访,姜黄消痤搽剂组(纯中药组)与阿达帕林组的复发率无统计学差异(135名受试者,RR 1.45 [0.87,2.43])。

有4项研究使用外用中药联合西药(H228)或光疗(H230,H243,H244)治疗痤疮,同样这些研究对复发率的评估标准各不相同,故无法合并分析,现将单个研究的复发率情况叙述如下:1项三臂试验(H228)的中西医结合组(姜黄消痤搽剂联合阿达帕林)在治疗结束后第4周时的复发率低于阿达帕林组(132名受试者,RR 0.42 [0.19,0.96])。1项研究(H230)的结果显示自拟中药方联合红光治疗的复发率低于单用红光组(研究未说明复发率评估的时点)(90名受试者,RR 0.04 [0.00,0.72])。1项研究在治疗结束后3个月时进行随访(H244),中药面膜联合红蓝光组的复发率低于对照组(211名受试者,RR 0.33 [0.12,0.89])。另1项研究在2个月后随访(H243),但未说明评估的起始时点,结果提示中药面膜联合红蓝光组的复发率与对照组相比无统计学差异(143名受试者,RR 0.69 [0.27,1.74])。

5. 有效率

2项研究报道了有效率(H242,H244),均参照《中药新药临床研究指导原则(试行)》。1项研究(H242)提示在皮损消退或症状改善 ≥50%方面,中药面膜联合光子嫩肤组的有效率更高(RR 1.17 [1.02,1.35])。另1项研究(H244)的结果显示中药面膜联合红蓝光与单纯红蓝光相比有效率无统计学差异(RR 1.04 [0.98,1.11])。

6. GRADE评价

由于未纳入符合评价标准的研究,故无相关结果总结表。

7. 外用中药治疗痤疮的安全性（随机对照试验）

有 26 项外用中药治疗的随机对照试验报道了安全性指标。其中 4 项研究报道无不良事件发生（H224，H225，H237，H242）。单纯外用中药的研究（H222，H224，H226，H228，H229，H231~H233，H235，H237，H240，H241，H246）共纳入 774 名受试者，报道了 48 例皮肤不良事件。在共纳入 714 名受试者的中西医结合治疗研究中（H223，H225，H227，H228，H230，H231，H236，H238，H239，H242~H245），共发生了 115 例皮肤不良事件和 1 例其他类型不良事件。纳入研究的西医对照组（共 1 254 名受试者）共发生了 296 例皮肤不良事件和 2 例其他类型不良事件。其中有 1 项三臂试验（H228）报道的不良事件例数较多，纯中药组有 7 例中度皮肤不良反应（红斑、鳞屑和干燥）和 8 例重度皮肤不良反应（红斑、水肿、灼热和瘙痒）；中西医结合组出现 3 例中度和 2 例重度皮肤不良反应；而对照组则有 13 例中度和 7 例重度不良反应。

（二）外用中药治疗的非随机对照试验

仅纳入 1 项中西医结合治疗痤疮的非随机对照试验，该研究包括 64 名成人和青少年患者，男性（35 人）略多于女性（29 人）。病程从 1 个月到 3 年不等，治疗疗程为 6 周。治疗组干预措施为姜黄消痤搽剂联合克林霉素凝胶和阿达帕林，对照组为克林霉素凝胶和阿达帕林，但该研究未报道其他符合纳入标准的结局指标，仅报道了治疗组发生 3 例皮肤轻度刺痛。

（三）外用中药治疗的无对照研究

共纳入 26 项无对照研究（H249~H274），包括 2 130 名受试者。其中 4 项研究仅纳入成人患者（H249，H259，H267，H271），其余为青少年和成人。9 项研究使用外用中药联合西医治疗（H251，H252，H255~H257，H260，H261，H265，H267）。3 项研究的中医证型为肺经风热证（H265，H271，H273）。2 项研究（H271，H273）报道了脾胃湿热、冲任不调和痰瘀互结证型。1 项研究（H265）为湿热积聚和痰湿阻滞证型。

纳入研究涉及的外用中药剂型和使用途径众多，包括软膏、溶液、乳液 / 霜剂、喷雾、湿敷、熏蒸、酊剂以及面膜粉等。大多数（17 项研究）使用的是自拟中药方，其余研究之间无重复使用的方剂。共涉及 71 种中药，最常用的中药为白芷、大黄和苦参（表 5-23）。

表 5-23　外用中药治疗无对照研究常用中药

中药名	植物学名	使用频次
白芷	*Angelica dahurica*（Fisch.ex Hoffm.）Benth.et Hook.f.；*Angelica dahurica*（Fisch.ex Hoffm.）Benth.et Hook.f.var. *formosana*（Boiss.）Shan et Yuan	8
大黄	*Rheum palmatum* L.；*Rheum tanguticum* Maxim.ex Balf.；*Rheum officinale* Baill.	7
苦参	*Sophora flavescens* Ait.	7
冰片	Borneolum（Syntheticum）	6
当归	*Angelica sinensis*（Oliv.）Diels	6
黄连	*Coptis chinensis* Franch.；*Coptis deltoidea* C.Y.Cheng et Hsiao；*Coptis teeta* Wall.	6
金银花	*Lonicera japonica* Thunb.	6
红花	*Carthamus tinctorius* L.	5
黄柏	*Phellodendron chinense* Schneid.	5
丹参	*Salvia miltiorrhiza* Bge.	5
黄芩	*Scutellaria baicalensis* Georgi	4
牡丹皮	*Paeonia suffruticosa* Andr.	4
野菊花	*Chrysanthemum indicum* L.	4
白及	*Bletilla striata*（Thunb.）Reichb.f.	3
薄荷	*Mentha haplocalyx* Briq.	3
川芎	*Ligusticum chuanxiong* Hort.	3
茯苓	*Poria cocos*（Schw.）Wolf	3
甘草	*Glycyrrhiza uralensis* Fisch.；*Glycyrrhiza inflata* Bat.；*Glycyrrhiza glabra* L.	3
荆芥	*Schizonepeta tenuifolia* Briq.	3
硫黄	Sulfur	3
玫瑰花	*Rosa rugosa* Thunb.	3

（四）外用中药治疗痤疮的安全性（无对照研究）

21 项无对照研究报道了安全性指标。13 项单纯外用中药的研究中有 10 项研究报道无不良事件发生（H253，H254，H258，H259，H264，H266，H269~H271，H273），其余 3 项研究报道了 24 例皮肤不良事件和 1 例其他类型不良事件（H262，H272，H274）。

中西医结合研究方面,1 项研究报道无不良事件发生(H256),其余 7 项研究报道了 34 例不良事件(H251,H252,H255,H257,H260,H261,H267),包括8 例胃肠道不良事件、23 例皮肤不良事件和 3 例其他类型不良事件。其中 1项研究报道了 3 例因光疗引起的皮肤干燥潮红以及 7 例中药湿敷后出现皮肤刺激(H257)。

五、口服联合外用中药的临床研究证据

47 项研究评价了口服联合外用中药治疗痤疮的疗效和安全性。其中随机对照试验 16 项(H275~H290),非随机对照试验 1 项(H291),无对照研究 30项(H292~H321)。

(一)口服联合外用中药治疗的随机对照试验

16 项随机对照试验共纳入 1 742 名受试者,绝大部分为门诊患者,1 项研究在大学进行(H279)。4 项研究仅纳入成人患者(H276,H281,H282,H284),其余包括青少年和成人。1 项研究为三臂试验(H278),其余均为双臂平行对照研究。受试者病程从 7 天 / 一周(H289,H290)到 17 年(H275)不等,年龄从 11 岁(H275)到 45 岁(H284)不等,女性多于男性(男性 532 人,女性 646人)。疗程从 1 周(H275)到 8 周(H287,H288)不等,大部分研究(11 项)疗程在 4 到 6 周之间(H276~H280,H282~H284,H286,H289,H290)。有 4 项研究进行了随访,随访时点包括 1 个月(H279),2 个月 /8 周(H285,H287)和 12 周(H289)。所有研究未报道有患者失访。

7 项研究将中医分型作为纳入标准或辨证论治的分型标准(H275,H280,H282,H283,H285,H287,H288)。3 项研究为湿热积聚证(H275,H280,H285),2 项研究为肺胃湿热证(H283,H288)。其他证型包括肺胃积热(H282)、肺经风热(H287)、胃肠湿热(H287)和痰湿瘀滞(H287)。

11 项研究比较了口服联合外用中药与指南推荐西医治疗的疗效(H275~H277,H279~H282,H285~H288),4 项研究评价了口服联合外用中药加西医治疗(H283,H284,H289,H290)。剩余 1 项三臂试验包含了纯中药组和中西医结合组(H278)。10 项研究使用了自拟中药方(H275,H277~H279,

H283~H285,H287,H288,H290）。2 项研究运用了口服枇杷清肺饮联合
外用颠倒散（H280,H281）。其余使用的口服经典方剂包括枇杷清肺饮
（H280~H282）、普济消毒饮（H289）、五味消毒饮加味（H286）和加味泻心汤
（H276）。有 2 项研究分别将加味泻心汤（H276）和普济消毒饮（H289）同时用
于口服和外治。2 项研究（H279,H285）采用复方颠倒散 / 颠倒散外用联合
自拟中药方口服。2 项研究使用了枇杷清肺饮口服联合颠倒散外用（H280,
H281）。16 项研究共涉及 76 种中药,最常用的中药包括黄芩、甘草、大黄、丹
参、黄柏、枇杷叶、生地黄、薏苡仁、白芷和黄连（表 5-24）。

表 5-24　口服联合外用中药治疗随机对照试验常用中药

中药名	植物学名	使用频次
黄芩	*Scutellaria baicalensis* Georgi	25
甘草	*Glycyrrhiza uralensis* Fisch.;*Glycyrrhiza inflata* Bat.; *Glycyrrhiza glabra* L.	16
大黄	*Rheum palmatum* L.;*Rheum tanguticum* Maxim.ex Balf.; *Rheum officinale* Baill.	14
丹参	*Salvia miltiorrhiza* Bge.	13
黄柏	*Phellodendron chinense* Schneid.	12
枇杷叶	*Eriobotrya japonica*（Thunb.）Lindl.	12
生地黄	*Rehmannia glutinosa* Libosch.	11
薏苡仁	*Coix lacryma-jobi* L.var.*ma-yuen*（Roman.）Stapf	11
白芷	*Angelica dahurica*（Fisch.ex Hoffm.）Benth.et Hook.f.; *Angelica dahurica*（Fisch.ex Hoffm.）Benth.et Hook.f.var. *formosana*（Boiss.）Shan et Yuan	10
黄连	*Coptis chinensis* Franch.;*Coptis deltoidea* C.Y.Cheng et Hsiao;*Coptis teeta* Wall.	10
赤芍	*Paeonia lactiflora* Pall.;*Paeonia veitchii* Lynch	9
桑白皮	*Morus alba* L.	9
蒲公英	*Taraxacum mongolicum* Hand.-Mazz.;*Taraxacum borealisinense* Kitam.	8
白花蛇舌草	*Hedyotis diffusa* Willd.	6
牡丹皮	*Paeonia suffruticosa* Andr.	6
石膏	Gypsum Fibrosum	6
紫花地丁	*Viola yedoensis* Makin	6

对照措施均为现代西医指南推荐的药物,包括阿达帕林(H289,H290),阿达帕林联合口服抗生素(H279,H280,H284),过氧化苯甲酰联合口服抗生素(H276,H281),外用维 A 酸(H283),外用维 A 酸联合外用抗生素(H275),外用维 A 酸联合口服抗生素(H282,H286),口服异维 A 酸联合口服抗生素(H287),口服异维 A 酸联合外用维 A 酸(H278),外用异维 A 酸联合口服维胺酯(H277),外用异维 A 酸红霉素凝胶联合口服抗生素(H288),口服抗生素、维生素 B_6 联合外用维 A 酸(H285)。

1. 偏倚风险

根据 Cochrane 手册对纳入研究的方法学质量进行偏倚风险评估(表5-25)。所有研究均提及随机,但仅有 1 项研究说明使用了随机数字表法(H275),偏倚风险为低风险,其余未描述随机方法的研究偏倚风险均为不确定。所有研究未提及分配方案隐藏,故偏倚风险为不确定。由于所有研究未提到对受试者和研究人员设盲,故这两方面的盲法偏倚为高风险。结局评估者盲法也因提供信息不足无法判断,故偏倚风险为不确定。所有研究无数据缺失,故不完全结局报告的偏倚风险为低风险。纳入的研究均未提前发表研究方案计划或进行临床试验注册,故选择性报告研究结果的偏倚风险为不确定。

表 5-25　口服联合外用中药类随机对照试验的偏倚风险评估

评价条目	低风险偏倚 /n(%)	偏倚风险不确定 /n(%)	高风险偏倚 /n(%)
随机序列产生	1(6.3)	15(93.7)	0(0)
分配方案隐藏	0(0)	16(100)	0(0)
受试者盲法	0(0)	0(0)	16(100)
研究人员盲法	0(0)	0(0)	16(100)
结局评估者盲法	0(0)	16(100)	0(0)
不完全结局报告	16(100)	0(0)	0(0)
选择性报告研究结果	0(0)	16(100)	0(0)

2. 皮损计数

1 项研究报道了粉刺、浅表炎症性皮损(丘疹和脓疱)、深部炎症性皮损(丘疹和脓疱)以及结节、囊肿和脓肿等皮损计数(H287)。结果显示,与口服罗红霉素、异维 A 酸和外用维 A 酸乳膏(对照组)相比,口服联合外用中

药(治疗组)在治疗结束时炎症性皮损计数更少(浅表炎症性皮损:*MD* -1.11
[-2.22,-0.00]);深部炎症性皮损:*MD* -4.98[-6.28,-3.68]);结节、囊肿和脓
肿:*MD* -3.35[-3.71,-2.99])。但在粉刺计数方面两组无统计学差异(*MD* 0.23
[-1.70,2.16])。治疗组组内治疗前后对比,浅表炎症性皮损计数无统计学差
异(*MD* -4.70[-11.65,2.25]),其他类型皮损计数前后对比均有统计学差异
(粉刺:*MD* -32.69[-35.16,-30.22];深部炎症性皮损:*MD* -12.20[-15.30,
-9.10];结节、囊肿和脓肿:*MD* -6.46[-7.33,-5.59])。对照组组内的所有类
型皮损计数前后对比均有统计学差异(粉刺:*MD* -31.45[-33.92,-28.98];
浅表炎症性皮损:*MD* -18.80[-21.36,-16.24];深部炎症性皮损:*MD* -9.09
[-11.94,-6.24];结节、囊肿和脓肿:*MD* -2.11[-3.27,-0.95])。

3. 痤疮严重程度(评分)

4 项研究报道了痤疮严重程度评分(H282,H288~H290),其中 2 项研究
对比了口服联合外用中药与西药的疗效(H282,H288)。口服枇杷清肺饮联
合外敷中药面膜与米诺环素加外用维 A 酸相比(H282),治疗组在治疗结束时
皮损数量评分降低(122 名受试者,*MD* -1.19[-1.30,-1.08])。两组组内治疗
前后皮损数量评分均有统计学差异(治疗组:61 名受试者,*MD* -2.86[-3.00,
-2.72];对照组:61 名受试者,*MD* -1.58[-1.74,-1.42])。该研究还报道了皮
损颜色评分(*MD* -3.33[-3.88,-2.77])和皮损肿痛评分(*MD* -2.45[-2.92,
-1.98]),均显示治疗组的评分低于对照组。两组组内治疗前后比较在皮损颜色
评分和皮损肿痛评分方面亦有统计学差异(皮损颜色评分:治疗组 *MD* -12.39
[-14.01,-10.77],对照组 *MD* -5.34[-6.11,-4.57];皮损肿痛评分:治疗组
MD -7.04[-8.00,-6.07],对照组 *MD* -3.73[-4.33,-3.14])。另 1 项研究结
果显示(H288),与口服米诺环素加外用异维 A 酸红霉素凝胶(对照组)相
比,口服联合外用中药组(治疗组)在治疗结束时痤疮评分更低(103 名受试
者,*MD* -2.02[-3.08,-0.96])。两组组内治疗前后对比亦有统计学差异(治
疗组:53 名受试者,*MD* -5.05[-5.69,-4.41];对照组:53 名受试者,*MD* -3.86
[-4.99,-2.73])。

在中西医结合与阿达帕林对比的 2 项研究中(H289,H290),由于采用的
评分方法不同,故使用标准化均数差(*SMD*)合并统计量。Meta 分析结果显

示(表 5-26),口服联合外用中药加阿达帕林组(中西医结合)在治疗结束时的痤疮评分更低(SMD -3.35 [$-4.65, -2.04$],$I^2=83\%$)。这里提示异质性显著,但由于纳入研究的数量较少,无法进行亚组分析。两组的组内治疗前后评分均有统计学差异(中西医结合组:SMD -7.86 [$-8.87, -6.86$];阿达帕林组:SMD -5.70 [$-6.47, -4.94$])。

表 5-26　口服联合外用中药 + 阿达帕林 vs. 阿达帕林:痤疮评分

结局指标	研究数量	受试者人数	SMD [95% CI]	I^2/%	纳入研究
治疗结束时(组间比较)	2	140	-3.35 [$-4.65, -2.04$]*	83	H289,H290
组内治疗前后比较:口服联合外用中药加阿达帕林	2	70	-7.86 [$-8.87, -6.86$]*	0	H289,H290
组内治疗前后比较:阿达帕林	2	70	-5.70 [$-6.47, -4.94$]*	0	H289,H290

* 有统计学意义。

4. 复发率

3 项研究报道了复发率(H280,H285,H287),这些研究比较了口服联合外用中药与西药的疗效,但其报道的数据无法进行二次分析,因此分别呈现单个研究的结果。1 项运用口服枇杷清肺饮联合外用颠倒散治疗痤疮的研究(H280)对“治愈 + 显效”患者进行随访(未提及随访时点),但由于论文数据有误,故未纳入分析。1 项研究(H285)在治疗结束后 2 个月进行随访,口服自拟中药方与外用复方颠倒散组的复发率与口服克林霉素、维生素 B$_6$ 和外用维 A 酸组对比无统计学差异(RR 0.60 [0.21, 1.74])。另 1 项研究(H287)在治疗结束后 8 周进行随访,口服联合外用中药组与口服罗红霉素和异维 A 酸联合外用维 A 酸组的复发率无统计学差异(RR 0.45 [0.17, 1.22])。

5. 有效率

3 项研究报道了符合纳入标准的有效率(H275,H281,H282)。其中 2 项研究参照了 1994 年《中医病证诊断疗效标准》(H275,H281)。Meta 分析结果提示,在皮损减少 ≥ 30% 或症状明显减轻方面,口服联合外用中药组的有效率要高于对照组(包括 146 名受试者,RR 1.33 [1.06, 1.68],$I^2=44\%$)。另 1

项研究参照 2002 年《中药新药临床研究指导原则（试行）》（H282），研究结果显示在皮损消退或症状改善 ≥ 50% 方面，口服枇杷清肺饮联合外用自拟中药方治疗的有效率高于口服米诺环素联合外用维 A 酸组（RR 1.19［1.02，1.39］）。

6. 阳性结果 Meta 分析的 RCT 研究常用中药（口服联合外用中药）总结

为进一步获得可能在各类结局指标的阳性结果起主要作用的中药，我们分别对 2 项 Meta 分析纳入研究中涉及的中药进行了频次分析（表 5-27），这些 Meta 分析结果提示单纯口服联合外用中药或口服外用中药联合西药比单纯西药治疗痤疮的疗效更好。结果显示黄芩和甘草是使用频次最高的两味中药。

表 5-27 阳性结果 Meta 分析 RCT 研究常用中药总结表（口服联合外用中药）

中药	植物学名	使用频次
口服联合外用中药 vs. 西药：有效率，1 个 Meta 分析，纳入 2 个 RCT		
甘草	*Glycyrrhiza uralensis* Fisch.；*Glycyrrhiza inflata* Bat.；*Glycyrrhiza glabra* L.	3
大青叶	*Isatis indigotica* Fort.	2
滑石	Talcum	2
牡丹皮	*Paeonia suffruticosa* Andr.	2
生地黄	*Rehmannia glutinosa* Libosch.	2
石膏	Gypsum Fibrosum	2
紫花地丁	*Viola yedoensis* Makino	2
蒲公英	*Taraxacum mongolicum* Hand.-Mazz.；*Taraxacum borealisinense* Kitam.	2
车前草	*Plantago* asiatica L.；*Plantago depressa* Willd.	2
黄芩	*Scutellaria baicalensis* Georgi	2
龙胆草	*Gentiana scabra* Bge.	2
口服联合外用中药 + 西药 vs. 西药：皮损评分，1 个 Meta 分析，纳入 2 个 RCT（表 5-26）		
黄芩	*Scutellaria baicalensis* Georgi	4
升麻	*Cimicifuga heracleifolia* Kom.；*Cimicifuga dahurica*（Turcz.）Maxim.；*Cimicifuga foetida* L.	3
甘草	*Glycyrrhiza uralensis* Fisch.；*Glycyrrhiza inflata* Bat.；*Glycyrrhiza glabra* L.	3

7. GRADE 评价

● 口服联合外用中药 vs. 系统抗生素 + 其他治疗

9 项 RCT 研究比较了口服联合外用中药与系统抗生素加其他治疗的疗效(H276,H279~H282,H285~H288)。各有 1 项研究报道了皮损计数(H287)和有效率(H282),2 项研究报道了痤疮严重程度评分(H282,H288),所有研究报道了安全性指标。但由于各研究对痤疮评分的方法不同,故不能合并分析。所有结局指标均为单个研究(表 5-28),与系统抗生素加其他治疗相比,中药组在治疗结束时可减少深部炎症性皮损和结节、囊肿和脓肿的皮损计数,降低痤疮严重程度评分和提高有效率。安全性指标方面,中药组发生不良事件的例数较少,包括 12 例胃肠道不良事件和 21 例皮肤不良事件;而西医组报道了 30 例胃肠道不良事件、80 例皮肤不良事件和 9 例其他类型不良事件(含头晕 3 例、轻度转氨酶升高 3 例和轻度头晕头痛 3 例)。

表 5-28　GRADE 评价:口服联合外用中药 vs. 系统抗生素 + 其他治疗

结局指标(疗程)研究数量受试者例数	绝对效应		相对效应(95% CI)	证据质量(GRADE)
	口服联合外用中药	系统抗生素 + 其他治疗		
粉刺计数(8 周) 1 项研究 106 名受试者	8.54	8.31	MD 0.23 [-1.7,2.16]	⊕⊕○○ 低
	平均增加 0.23 个 (减少 1.7 个 ~ 增加 2.16 个)			
浅表炎症性皮损计数(8 周) 1 项研究 106 名受试者	5.76	6.87	MD -1.11 [-2.22,0]	⊕⊕○○ 低
	平均减少 1.11 个 (减少 2.22 个 ~ 无差异)			
深部炎症性皮损计数(8 周) 1 项研究 106 名受试者	4.34	9.32	MD -4.98 [-6.28,-3.68]	⊕⊕○○ 低
	平均减少 4.98 个 (减少 3.68~6.28 个)			
结节、囊肿和脓肿计数(8 周) 1 项研究 106 名受试者	2.32	5.67	MD -3.35 [-3.71,-2.99]	⊕⊕○○ 低
	平均减少 3.35 个 (减少 2.99~3.71 个)			

续表

结局指标(疗程) 研究数量 受试者例数	绝对效应		相对效应 (95% CI)	证据质量 (GRADE)
	口服联合外用 中药	系统抗生素 + 其他治疗		
皮损数量评分(4 周) 1 项研究 122 名受试者	1.38	2.57	MD −1.19 [−1.30,−1.08]	⊕⊕○○ 低
	平均减少 1.19 分 (减少 1.08~1.30 分)			
皮损颜色评分(4 周) 1 项研究 122 名受试者	2.52	3.24	MD −0.72 [−0.80,−0.64]	⊕⊕○○ 低
	平均减少 0.72 分 (减少 0.64~0.80 分)			
皮损肿痛评分(4 周) 1 项研究 122 名受试者	2.14	2.98	MD −0.84 [−0.96,−0.72]	⊕⊕○○ 低
	平均减少 0.84 分 (减少 0.72~0.96 分)			
痤疮严重程度评分 (8 周) 1 项研究 103 名受试者	1.96	3.98	MD −2.02 [−3.08,−0.96]	⊕⊕○○ 低
	平均减少 2.02 分 (减少 0.96~3.08)			
有效率(4 周) 1 项研究 122 名受试者	92/100	77/100	RR 1.09 [1.02,1.39]	⊕⊕○○ 低
	平均每 100 例增加 15 例 (每 100 例增加 2~30 例)			

干预组的危险度(95% 置信区间)基于对照组假设的危险度以及干预组相对效应(95% 置信区间)

注:下列因素解释了为何决定降低评级:未采用盲法导致高风险偏倚;样本量不足限制了结果精确性。

纳入研究:

皮损计数(所有类型皮损):H287

皮损评分:H282(数量、颜色、肿痛),H288(严重程度)

有效率:H282

不良事件:H276,H279~H282,H285~H288

8. 口服联合外用中药治疗痤疮的安全性(随机对照试验)

共 15 项随机对照试验报道了安全性指标(H276~H290)。在 11 项单用口服联合外用中药的研究(626 名受试者)中,有 1 项研究报道无不良事件发生(H276),其余研究共报道了 18 例胃肠道不良事件和 21 例皮肤不良事件。在接受中西医结合治疗的 257 名受试者中(H278,H283,H284,H289,H290),有

13 例胃肠道不良事件和 4 例皮肤不良事件。所有研究的西医对照组(793 名受试者)较上述两组发生的不良事件数更多,包括 30 例胃肠道不良事件,186 例皮肤不良事件和 15 例其他类型不良事件。这提示口服联合外用中药或中西医结合治疗的安全性较好。

(二)口服联合外用中药治疗的非随机对照试验

仅纳入 1 项非随机对照试验评价了口服联合外用中药治疗痤疮的疗效和安全性(H291),共有 117 名青少年和成人痤疮患者。患者年龄在 17 至 40 岁之间,病程从 3 个月到 12 年不等,女性稍多于男性(女性 65 人,男性 52 人)。所有患者均完成了试验。该研究未报道中医证型。干预措施为口服联合外用点舌丸,对照措施为口服罗红霉素加外涂维 A 酸乳膏。安全性指标方面,治疗组发生了 11 例胃肠道不良事件和 2 例皮肤不良事件,对照组发生了 8 例胃肠道不良事件和 8 例皮肤不良事件。但未报道其他符合纳入标准的结局指标。

(三)口服联合外用中药治疗的无对照研究

有 30 项无对照研究评价了口服联合外用中药的疗效和安全性(H292~H321),均为病例系列报告,共包括 4 881 名受试者。其中 1 项研究的样本量为 1 895 人(H305)。大多数研究纳入的患者为青少年和成人,3 项研究仅纳入了成人患者(H298,H306,H309)。4 项研究使用了口服联合外用中药加西医指南推荐治疗(H302,H310,H316,H317)。3 项研究将中医证型作为辨证论治的分型标准(H295,H303,H319),证型包括肺经风热和胃肠湿热(H295,H303,H319)、脾虚痰凝(H295)、痰湿瘀滞(H303)、血瘀(H319)和冲任不调(H319)。

大部分研究使用的口服或外用中药为自拟方。在有命名的方剂或中成药中,常用的包括枇杷清肺饮(H300,H303,H319)、颠倒散(H314,H315,H320)、清肺消痤饮(H296,H297)和丹参酮胶囊(H292,H306)。1 项研究将新癀片同时用作口服和外用(H312)。另 1 项研究亦将芦荟珍珠胶囊用于口服和外用(H317)。所有研究共涉及 109 种中药,最常用的是黄芩、生地黄和赤芍(表 5-29)。

表 5-29　口服联合外用中药治疗无对照研究常用中药

中药名	植物学名	使用频次
黄芩	*Scutellaria baicalensis* Georgi	27
生地黄	*Rehmannia glutinosa* Libosch.	22
赤芍	*Paeonia lactiflora* Pall.；*Paeonia veitchii* Lynch	21
白芷	*Angelica dahurica*（Fisch.ex Hoffm.）Benth.et Hook.f.；*Angelica dahurica*（Fisch.ex Hoffm.）Benth.et Hook.f.var.*formosana*（Boiss.）Shan et Yuan	17
甘草 / 生甘草	*Glycyrrhiza uralensis* Fisch.；*Glycyrrhiza inflata* Bat.；*Glycyrrhiza glabra* L.	17
丹参（包含丹参酮胶囊）	*Salvia miltiorrhiza* Bge.	15
桑白皮	*Morus alba* L.	15
连翘	*Forsythia suspensa*（Thunb.）Vahl	13
牡丹皮	*Paeonia suffruticosa* Andr.	12
大黄 / 熟大黄	*Rheum palmatum* L.；*Rheum tanguticum* Maxim.ex Balf.；*Rheum officinale* Baill.	12
黄连	*Coptis chinensis* Franch.；*Coptis deltoidea* C.Y.Cheng et Hsiao；*Coptis teeta* Wall.	12
金银花	*Lonicera japonica* Thunb.	12
栀子	*Gardenia jasminoides* Ellis	12
白花蛇舌草	*Hedyotis diffusa* Willd.	10
黄柏	*Phellodendron chinense* Schneid.	10
枇杷叶	*Eriobotrya japonica*（Thunb.）Lindl.	9
土茯苓	*Smilax glabra* Roxb.	9
当归	*Angelica sinensis*（Oliv.）Diels	8
蒲公英	*Taraxacum mongolicum* Hand.-Mazz.；*Taraxacum borealisinense* Kitam.	8

（四）口服联合外用中药治疗痤疮的安全性（无对照研究）

在 30 项无对照研究中有 22 项（包括 4 324 名受试者）报道了安全性指标，其中 14 项研究报道无不良事件发生（H293，H297，H298，H300，H303~H307，H312，H314，H315，H318，H320）。4 项单用口服联合外用中药的研究报道了 25 例胃肠道不良事件和 13 例皮肤不良事件。另 1 项研究报道了 5 例外用中药面膜后出现轻度疼痛、瘙痒和潮红（H313）。

另外 4 项使用中西医结合治疗的研究中共发生了 10 例胃肠道不良事件，38 例皮肤不良事件和 3 例其他类型不良事件。其中 1 项研究报道了 2 例口服中药导致恶心和 2 例外用硫黄霜导致皮肤过敏（H302）。上述所有研究中西药对照组发生的不良事件包括 8 例口服维 A 酸胶囊后出现口唇和手脚干燥脱屑，6 例外用药物导致皮肤发红、过敏，4 例口服抗生素后出现恶心、呕吐和食欲不振，1 例口服抗生素导致过敏和 1 例口服多西环素后出现轻度过敏性皮炎（H302）。

六、口服中药联合中药注射剂的临床研究证据

纳入了 1 项病例系列报告，评价了口服中药联合中药注射剂治疗痤疮的疗效和安全性（H322），运用口服防风通圣丸、肌内注射复方丹参注射液联合西医治疗，共纳入 685 名青少年和成人患者。该研究报道的有效率不符合纳入标准，安全性指标方面报道治疗期间无不良事件发生。

七、常用方药临床研究证据汇总

纳入的临床研究使用的所有方剂中，有 11 个方剂或中成药为临床指南和现代中医教科书或专著推荐，其中最常用的方剂是枇杷清肺饮（共 26 项研究，H11、H54、H77、H79、H84、H85、H111、H121、H158、H171、H175、H188、H199、H204、H206、H209、H215、H218、H265、H280~H282、H300、H303、H314、H319）。现将临床常用方药归纳如下：

（一）口服中药方剂

1. 枇杷清肺饮

1 项研究提示枇杷清肺饮联合外用异维 A 酸红霉素凝胶的复发率与对照组无统计学差异（RR 0.13［0.02,1.10］）（H79）。另 1 项研究显示口服枇杷清肺饮联合西药治疗（口服和外用异维 A 酸与外用氯霉素、甲硝唑、己烯雌酚）

可提高有效率(皮损减少≥30%或症状明显减轻,参照 1994 年《中医病证诊断疗效标准》)(RR 1.22 [1.03, 1.44])(H111)。

有 4 项研究同时运用了枇杷清肺饮和其他中药方剂(H85,H280~H282)。口服枇杷清肺饮联合外用自拟中药方与口服米诺环素联合外用维 A 酸软膏相比(H282),可降低痤疮严重程度评分(皮损计数评分:MD −1.19 [−1.30,−1.08]);皮损颜色评分:MD −3.33 [−3.88, −2.77];皮损肿痛评分:MD −2.45 [−2.92, −1.98]),并提高有效率(在皮损消退或症状改善≥50%方面,参照 2002 年《中药新药临床研究指导原则(试行)》,RR 1.19 [1.02, 1.39])。枇杷清肺饮口服联合颠倒散外用的复发率与红霉素联合阿达帕林相比无统计学差异(RR 0.24 [0.06, 1.05])(H280)。枇杷清肺饮口服联合颠倒散外用在皮损减少≥30%或症状明显减轻方面的有效率高于米诺环素联合过氧化苯甲酰(RR 1.23 [1.02, 1.47])(H281)。

上述所有运用枇杷清肺饮的研究中,治疗组报道的不良事件包括 28 例胃肠道不良事件和 52 例皮肤不良事件。相比之下,西药对照组出现的不良事件数量较多,包括 16 例胃肠道不良事件,104 例皮肤不良事件和 10 例其他类型不良事件(如头晕和头痛)。

2. 芩连平胃散加减

1 项无对照研究评价了芩连平胃散(加减)的疗效和安全性(H188)。该研究中肺经蕴热证者给予枇杷清肺饮,血瘀痰凝证者予大黄䗪虫散,脾胃湿热证者用芩连平胃散。该研究报道所有患者未发生不良事件。

3. 桃红四物汤合二陈汤

1 项无对照研究给予痰湿瘀滞证患者桃红四物汤合二陈汤(加减),同时配合自拟中药方熏洗面部(H303),治疗期间未发生不良事件。

4. 逍遥散

1 项随机对照试验报道了使用逍遥散的复发率和安全性指标,但未说明具体复发人数,研究期间无不良事件发生(H78)。

5. 茵陈蒿汤

1 项三臂随机对照试验(H1)和 4 项无对照研究(H158,H171,H175,H303)评价了茵陈蒿汤的疗效和安全性。RCT 研究结果显示,茵陈蒿汤组与红蓝光组的 GAGS 评分相比无统计学差异(*MD* 0.05［-2.03, 2.13］)。两组组内治疗前后比较则有统计学差异(茵陈蒿汤组:*MD* -15.82［-17.67, -13.97］;光疗组:*MD* -14.24［-16.05, -12.43］)。而中西医结合组(茵陈蒿汤联合红蓝光)的 GAGS 评分与对照组比较亦无统计学差异(*MD* -0.38［-2.41, 1.65］)。两组组内治疗前后比较有统计学差异(中西医结合组:*MD* -16.40［-18.18,-14.62］;光疗组:*MD* -14.24［-16.05, -12.43］)。治疗结束后 3 个月随访时,纯中医组(*RR* 0.67［0.20, 2.26］)和中西医结合组(*RR* 0.51［0.13, 1.98］)对比光疗组的复发率均无统计学差异。安全性指标方面,中西医结合组和光疗组各出现了 1 例红光照射后面部发红、灼热和轻微刺痛。4 项无对照研究中报道的不良事件包括 32 例胃肠道不良事件和 44 例皮肤不良事件。

(二) 口服中成药

1. 大黄䗪虫丸 / 散

1 项随机对照试验研究(H128)和 3 项无对照研究(H147, H175, H188)运用了大黄䗪虫丸 / 散。RCT 研究中报道大黄䗪虫丸组发生的不良事件包括 2 例胃肠道不良事件、10 例皮肤不良事件和 1 例转氨酶轻度升高。异维 A 酸和夫西地酸组发生的不良事件包括 8 例皮肤不良事件和 1 例转氨酶轻度升高。3 项无对照研究均报道无不良事件发生。

2. 丹参酮胶囊

在纳入的临床研究中最常用的中成药是丹参酮胶囊。在 15 项评价丹参酮胶囊的研究中(H6~H8, H15, H16, H20, H24, H26, H40, H46, H63, H70, H71, H93, H94)有 21 个治疗组使用了丹参酮胶囊。

2 项中西医结合治疗的随机对照试验报道了皮损计数(H63, H94)。丹参酮胶囊联合甲硝唑(中西医结合组)和光动力疗法(H63)的总皮损计数与对照组无统计学差异(*MD* -30.39［-61.19, 0.41］)。而两组组内治疗前后对比则有统计学差异(中西医结合组:*MD* -99.51［-136.70, -62.32］);光动力疗法组:*MD* -93.73［-121.03, -66.43］)。丹参酮胶囊联合口服维胺酯和外用维 A 酸治疗(中西医结合组)(H94)的总皮损计数高于对照组(*MD* 0.90［0.30, 1.50］)。两组组内治疗前后对比均有统计学差异(中西医结合组:*MD* -42.82［-43.58, -42.06］;对照组:*MD* -35.88［-36.58, -35.18］)。但需注意的是两组基线皮损计数水平有统计学差异(治疗前两组的平均皮损计数分别为中西医结合组 60.48 和对照组 52.64, MD 7.84〔8.69, 6.99〕)。故需慎重参考该研究的结论。

1 项 RCT 报道了痤疮严重程度评分(H26),丹参酮联合克林霉素磷酸酯凝胶可降低痤疮评分(MD -1.66〔-2.06, -1.26〕)。治疗组和对照组组内治疗前后比较均有统计学差异(治疗组:MD -9.43〔-10.18, -8.68〕);对照组:MD -7.34〔-8.22, -6.46〕)。2 项 RCT 研究报道的复发率数据无法进行二次分析(H15, H63),故丹参酮胶囊治疗痤疮的远期疗效仍不清楚。6 项无对照研究(H167, H192, H193, H203, H292, H306)均未报道其他符合纳入标准的结局指标。

上述所有研究均报道了安全性指标,单纯丹参酮胶囊治疗发生的不良事件包括 16 例胃肠道不良事件、20 例皮肤不良事件和 1 例月经前期。中西医结合治疗发生的不良事件包括 28 例胃肠道不良事件、379 例皮肤不良事件和 41 例其他类型不良事件。西医对照组观察到的不良事件包括 1 例胃肠道不良事件、454 例皮肤不良事件和 1 例头痛。

3. 当归苦参丸

2 项三臂随机对照试验对当归苦参丸进行了评价(H2, H69)。当归苦参丸联合异维 A 酸和罗红霉素可降低痤疮严重程度评分(MD -0.65〔-0.82, -0.48〕)(H69)。治疗组和对照组组内治疗前后比较均有统计学差异(治疗组:MD -2.43〔-2.57, -2.29〕;对照组:MD -1.63〔-1.79, -1.47〕)。2 项 RCT 均报道了安全性指标,其中 1 项无不良事件发生(H69)。另 1 项报道当归苦参丸组发生了 3 例胃肠道不良事件,当归苦参丸联合阿达帕林组治疗发生了 4 例皮肤不良事件,阿达帕林组观察到 3 例皮肤不良事件。

4. 防风通圣丸

1 项随机对照试验(H122)和 1 项无对照研究(H322)对防风通圣丸进行了评价。2 项研究均报道无不良事件发生。RCT 研究则未报道符合纳入标准的结局指标。

5. 逍遥丸

1 项口服逍遥丸和自拟中药方治疗痤疮的无对照临床试验(H168)报道

了有效率和复发率,但文中未提供关于有效率和复发率的评判标准,亦未报道安全性指标。因此该文献未能提供充足证据以评估逍遥丸治疗痤疮的临床疗效。

(三) 外用中药方剂

颠倒散

有 7 项临床研究使用了颠倒散治疗痤疮,其中 3 项研究为颠倒散外用联合枇杷清肺饮口服(H280,H281,H314),4 项研究为颠倒散外用联合自拟中药方口服(H279,H285,H315,H320)。

从 4 项 RCT 研究(H279,H280,H281,H285)结果可见,颠倒散联合枇杷清肺饮治疗的复发率与红霉素和阿达帕林相比无统计学差异(RR 0.24 [0.06,1.05])(H280)。复方颠倒散联合口服自拟中药方与口服克林霉素、维生素 B_6 和外用维 A 酸对比,两者复发率亦无统计学差异(RR 0.60 [0.21,1.74])(H285)。另 1 项 RCT 显示颠倒散联合枇杷清肺饮对比米诺环素联合过氧化苯甲酰在皮损减少 $\geq 30\%$ 或症状明显减轻方面可提高有效率(RR 1.23 [1.02,1.47])(H281)。剩余 1 项 RCT 研究仅纳入安全性指标结果(H279)。

上述研究中所有无对照研究均报道无不良事件发生。而 4 项 RCT 研究中,治疗组的不良事件共包括 2 例胃肠道不良事件和 21 例皮肤不良事件,对照组有 8 例胃肠道不良事件和 65 例皮肤不良事件。

八、中药治疗痤疮临床研究证据汇总

大量临床研究对中药治疗痤疮的疗效和安全性进行了评价,在纳入的研究中以口服中药治疗或口服中药联合指南推荐西医治疗的研究居多(221 项研究,68.6%),外用中药或口服联合外用中药的研究相对较少。仅少数研究采用安慰剂或等待治疗作为对照措施。

临床研究中报道的中医证型与指南或教科书提及的基本一致。常见证型包括肺经风热、胃肠湿热、脾胃湿热和痰阻血瘀。大多数研究使用了自拟中药方,部分研究则对指南和教科书推荐的经典方剂进行了评价。临床常用方

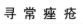

剂包括枇杷清肺饮、颠倒散，这两个经典方在中医古籍文献中也有记载。现有获得的临床证据提示枇杷清肺饮能降低痤疮严重程度评分和提高临床有效率，但这些证据大多基于小样本的单个研究。另有证据显示枇杷清肺饮口服联合颠倒散外用能提高临床有效率，但在复发率方面与对照组相比无统计学差异，故其远期疗效仍不明确。

中成药为现代中医临床治疗痤疮的重要手段之一，其中丹参酮胶囊是指南和教科书均推荐使用的中成药之一，亦有不少临床研究对其进行了疗效评价。由于与丹参酮胶囊相关的纳入研究中符合标准的结局指标不多，因此能够支持丹参酮胶囊的证据仍不充足。

纳入的临床研究报道的结局指标差异较大，大部分结局指标为有效率和安全性指标，只有少许研究评价了皮损计数、痤疮严重程度评分、复发率等指标。从本章 Meta 分析结果可知，口服中药或中西医结合治疗可降低痤疮严重程度评分和提高有效率。而在改善皮损计数和减少复发率方面，目前未有充分的证据支持中药的疗效，将来仍需要进行更多高质量的临床研究来论证。此外只有少数纳入的研究对生活质量进行评价，众所周知痤疮可能给青少年及成人带来明显的心理精神负担，故今后的临床研究应尽可能纳入对患者生活质量的评价。

本章总结了所有临床研究报道的不良反应情况，结果提示接受口服或外用，或内外运用中药治疗的患者出现皮肤不良事件的例数相对西医治疗要少。这说明中药可能在辅助减轻西医治疗所导致的不良反应方面起到重要作用，例如临床上常用滋阴养血类中药缓解异维 A 酸或外用维 A 酸类药物引起的皮肤干燥、脱屑等不良反应。

参 考 文 献

1. 张颂楠，王昊，陈智勇，等 . 异维 A 酸联合中药与异维 A 酸单用治疗中重度痤疮的 Meta 分析 [J]. 中华灾害救援医学，2016，4 (3): 141-144.
2. 孙艳，吴严，肖碧环，等 . 中药口服治疗痤疮随机对照试验的系统评价 [J]. 华西医学，2013 (5): 676-683.
3. 占美，钟华，吴斌，等 . 丹参酮治疗寻常痤疮的系统评价 [J]. 华西医学，2010 (9): 1693-1697.

4. DOSHI A, ZAHEER A, STILLER M J. A comparison of current acne grading systems and proposal of a novel system [J]. International Journal of Dermatology, 1997, 36 (6): 416-418.

5. SAMUELSON J S. An accurate photographic method for grading acne: initial use in a double-blind clinical comparison of minocycline and tetracycline [J]. Journal of the American Academy of Dermatology, 1985, 12 (3): 461-467.

6. MICHAWLSSON G, JUHLIN L, VAHLQUIST A. Effects of oral zinc and vitamin A in acne [J]. Archives of Dermatology, 1977, 113 (1): 31-36.

7. FINLAY A Y, KHAN G K. Dermatology Life Quality Index (DLQI): a simple practical measure for routine clinical use [J]. Clin Exp Dermatol, 1994, 19 (3): 210-216.

8. MOTLEY R J, FINLAY A Y. Practical use of a disability index in the routine management of acne [J]. Clin Exp Dermatol, 1992, 17 (1): 1-3.

9. 国家中医药管理局. 中医病证诊断疗效标准 [S]. 南京：南京大学出版社, 1994.

10. 王蔚文. 临床疾病诊断与疗效判断标准 [S]. 北京：科学技术文献出版社, 2010.

纳入研究文献

研究编号	参考文献
H1	曹宇, 张虹亚, 刘涛峰, 等. 加味茵陈蒿汤联合红蓝光照射治疗中重度痤疮疗效观察 [J]. 中医药临床杂志, 2014, 26 (10): 1019-1020.
H2	陈富祺, 李雪莲, 郭祖安, 等. 当归苦参丸联合阿达帕林凝胶治疗寻常性痤疮 45 例疗效观察 [J]. 中国美容医学, 2014, 23 (4): 325-327.
H3	陈小敏, 吴利辉, 杨智花. 红蓝光联合白花蛇舌草治疗痤疮 66 例的临床研究 [J]. 中医临床研究, 2014, 6 (5): 82-83.
H4	邓列华, 郭梅艳, 谢明, 等. 高能窄谱蓝光联合一清胶囊治疗寻常痤疮的近期临床疗效观察 [J]. 中国皮肤性病学杂志, 2006, 20 (10): 605-607.
H5	杜德荣, 陆强益, 郭庆. 裸花紫珠片联合红蓝光治疗寻常痤疮的疗效观察 [J]. 中国医药导报, 2012, 9 (32): 61-62, 65.
H6	郝蕾. 异维 A 酸红霉素凝胶联合丹参酮胶囊治疗轻中度痤疮的疗效观察 [J]. 中国医药指南, 2014, 12 (16): 263-264.
H7	何金锡, 蔡志凌, 解士海. 他扎罗汀乳膏联合丹参酮胶囊治疗面部痤疮疗效观察 [J]. 中国热带医学, 2009, 9 (4): 684-685.
H8	蒋丽, 盛国荣. 异维 A 酸联合丹参酮治疗痤疮 30 例临床观察及对 IL-8 和 TNF-α 的影响 [J]. 中国皮肤性病学杂志, 2015, 29 (2): 213-216.

续表

研究编号	参考文献
H9	李庆祥,刘金花,陈俊钊,等.红蓝光联合一清胶囊治疗痤疮的疗效观察[J].中国当代医药,2013,20(15):39-40.
H10	李志鸿,陆方方.平痤方联合异维A酸红霉素凝胶治疗轻、中度寻常性痤疮的临床观察[J].中国医药指南,2011,9(20):11-13.
H11	李尊凡.迪维霜联合枇杷清肺饮治疗寻常痤疮96例[J].江西中医药,2006,37(8):47-48.
H12	刘英伟,郑金玲,董水生.红蓝光联合白花蛇舌草治疗痤疮的临床研究[J].中国现代药物应用,2013,7(15):159.
H13	芦桂青,刘艳,富志良.一清胶囊联合过氧苯甲酰凝胶治疗寻常痤疮[J].临床医学,2015,35(10):39-41.
H14	马卫东.中西医结合治疗痤疮疗效观察[J].蚌埠医学院学报,2004,29(5):459-461.
H15	秦晓峰,郭志丽,顾军.丹参酮联合过氧苯甲酰凝胶治疗轻、中度寻常痤疮疗效观察[J].实用皮肤病学杂志,2015,8(3):188-190.
H16	王淑琴,胡军,黄金枝.强脉冲光联合丹参酮治疗痤疮的疗效观察[J].中国实用医药,2014,9(16):145-146.
H17	吴快英,邹佑云.中西医结合治疗痤疮临床疗效观察[J].辽宁中医药大学学报,2008,10(1):107-108.
H18	武宗琴,彭勇,罗瑞静,等.祛脂消痤方联合红蓝光治疗寻常型痤疮临床观察[J].上海中医药杂志,2015,49(5):61-62,69.
H19	席建元,荣光辉,张琳玲,等.自拟消导汤联合异维A酸红霉素凝胶治疗轻、中度寻常痤疮60例[J].中国中西医结合皮肤性病学杂志,2009,8(6):370-371.
H20	肖桂林.异维A酸胶丸联合丹参酮胶囊治疗结节囊肿性痤疮的疗效评价[J].江西医药,2008,43(6):585-586.
H21	肖鹏.中西医结合治疗寻常痤疮50例[J].湖南中医杂志,2006,22(6):47-48.
H22	肖伟.凉血清肺饮联合迪维霜治疗寻常型痤疮120例[J].中国医药导报,2006,3(33):32-33.
H23	殷红文.一清胶囊和维A酸霜治疗寻常痤疮临床疗效观察[J].蚌埠医学院学报,2007,32(4):415-416.

研究编号	参考文献
H24	殷文浩,许玲,谭宇辉,等.丹参酮胶囊联合阿达帕林凝胶治疗寻常痤疮疗效观察[J].中国麻风皮肤病杂志,2011,27(12):891.
H25	张晓东,于清宏,张庆瑞.阿达帕林凝胶与痤疮饮液联合治疗寻常痤疮临床观察[J].中华皮肤科杂志,2003,36(8):63.
H26	赵婧,严霞.红蓝光联合中药丹参酮治疗中重度寻常痤疮的疗效及对外周血 IL-8 和 TNF-α 表达的影响[J].现代中西医结合杂志,2015,24(15):1603-1605,1608.
H27	周萍,江琼,曾志华,等.中西药联合治疗寻常痤疮湿热夹瘀证的临床观察[J].中成药,2016,38(2):262-265.
H28	KIM KSK Y B.Anti-inflammatory effect of Keigai-rengyo-to extract and acupuncture in male patients with acne vulgaris:a randomized controlled pilot trial [J].J Altern Complement Med,2012,18(5):501-508.
H29	FOULADI R F.Aqueous extract of dried fruit of *Berberis vulgaris* L.in acne vulgaris,a clinical trial [J].Journal of Dietary Supplements,2012,9(4):253-261.
H30	LU P H,HSU C H.Does supplementation with green tea extract improve acne in post-adolescent women？ A randomized,double-blind,and placebo-controlled clinical trial [J].Complement Ther Med,2016,25 :159-163.
H31	柏志芳.中西医结合治疗难治性痤疮疗效观察[J].现代中西医结合杂志,2006,15(20):2778.
H32	陈玉华.润燥止痒胶囊、异维 A 红霉素凝胶联合治疗痤疮 108 例临床研究[J].中国卫生标准管理,2015,6(14):130-131.
H33	达瓦央金.润燥止痒胶囊在治疗痤疮中的疗效观察[J].中国医疗美容,2014,4(4):113-114.
H34	胡燕,戴迅毅,韩燕燕.夏枯草片联合阿达帕林凝胶治疗寻常痤疮疗效观察[J].亚太传统医药,2014,10(21):108-109.
H35	黄青,龚丽萍,洪婷,等.中药对痤疮临床治疗分析[J].按摩与康复医学(下旬刊),2012,3(11):342-342.
H36	姜蕾,宫少波,王秀.中药痤疮方在寻常痤疮治疗中的应用[J].中医临床研究,2015,7(8):87-88.
H37	赖永平.红蓝光照射联合二丁颗粒治疗寻常痤疮的疗效观察[J].临床与病理杂志,2014,34(3):276-279.

续表

研究编号	参考文献
H38	李焕铭.清上防风汤加减治疗面部寻常痤疮的综合效果分析[J].中医临床研究,2015,7(26):78-79.
H39	李文雪,雷明君.玉蓉Ⅱ号联合阿维A胶囊治疗中重度痤疮65例疗效观察[J].新中医,2010,42(10):63-64.
H40	刘毅钧,李景云.丹参酮治疗寻常性痤疮的疗效观察[J].中华中西医临床杂志,2005,5(9):765.
H41	楼静,石海兰.自拟解毒化湿汤治疗重度寻常型痤疮的临床观察[J].中国中医药科技,2016,23(1):110-111.
H42	罗维丹,寇霄,袁丞达.润燥止痒胶囊联合异维A酸胶丸治疗中重度痤疮临床观察[J].浙江中西医结合杂志,2010,20(6):370-371.
H43	王良馥,饶秋华,徐文斌,等.新型强脉冲光联合白花蛇舌草治疗中重度痤疮临床观察[J].河南中医,2014,34(12):2384-2385.
H44	熊瑛.消痤汤联合异维A酸胶丸治疗重症痤疮的临床观察[J].山东医学高等专科学校学报,2006,28(6):423-425.
H45	杨静,陈仁康.清热散结胶囊联合异维A酸软胶囊治疗中、重度痤疮的疗效观察[J].现代药物与临床,2016,31(1):75-78.
H46	周华,沈永年,吴绍熙.丹参酮治疗痤疮及对皮脂和丙酸杆菌数的影响[J].中华皮肤科杂志,1992,25(1):3-5.
H47	郭雯,郭建辉,赵丽,等.清肺消痤饮配合E光治疗寻常痤疮30例[J].中医临床研究,2010,2(23):88-89.
H48	李碧娜.内服中药五紫汤治疗寻常型痤疮40例[J].福建中医药,2008,39(4):32-33.
H49	朱周.中药痤疮方治疗寻常痤疮40例疗效观察[J].中国皮肤性病学杂志,2007,21(5):310-311.
H50	李瑞英.中西药结合治疗寻常痤疮临床疗效观察[J].中国中西医结合皮肤性病学杂志,2008,7(2):102-103.
H51	麻翱,麻林玖.复方珍珠暗疮胶囊联合维胺酯胶囊及异维A酸红霉素凝胶治疗寻常痤疮68例临床观察[J].中国皮肤性病学杂志,2014,28(6):656-657.
H52	沈冬,许铣.复方蛇草汤治疗寻常痤疮的临床与实验研究[J].临床皮肤科杂志,2000,29(4):201-203.

研究编号	参考文献
H53	林夏,韩月,王艳丽.中医中药联合强脉冲光治疗面部痤疮临床观察[J].实用中西医结合临床,2012,12(4):52-54.
H54	吴国琼.寻常痤疮的中医药治疗观察[J].内蒙古中医药,2010,29(2):8.
H55	窦海忠,周桂林.西黄丸联合蓝红光治疗中重度痤疮39例疗效观察[J].云南中医中药杂志,2013,34(3):33-34.
H56	张虎生.一清软胶囊治疗痤疮疗效观察[J].工企医刊,2010,23(2):24-25.
H57	张家敬.自拟清肺泄胃健脾汤治疗痤疮50例——附50例对照[J].浙江中医杂志,1994,29(8):376.
H58	代能捷,肖柳,杨全伟.十味柴黄合剂对女性肝郁血热型痤疮的临床研究[J].湖北民族学院学报(医学版),2015,32(4):28-30.
H59	张理梅,金红梅,吴妍静,等.中药人工周期法治疗女性冲任失调型痤疮的临床研究[J].中华中医药学刊,2013,31(9):1900-1905.
H60	黄萌,曾宪玉,刘雯,等.消痤合剂联合异维A胶囊治疗结节囊肿型痤疮临床观察[J].中国中西医结合皮肤性病学杂志,2010,9(5):304-305.
H61	刘丽华,杨万军,何云飞,等.阿达帕林凝胶联合一清胶囊治疗寻常痤疮疗效观察[J].四川医学,2013,34(8):1161-1162.
H62	刘源,叶秋华,莫衍石,等.中医辨证治疗重度痤疮的临床研究[J].中国中西医结合皮肤性病学杂志,2009,8(5):278-281.
H63	孙燕丽.丹参酮胶囊联合光动力疗法治疗重度痤疮的临床研究[D].甘肃中医学院硕士学位论文,2014.
H64	王雅娟,董西林,陈琪.中西医结合治疗寻常性痤疮的临床观察[J].中日友好医院学报,2003,17(4):226-228.
H65	温柔,席建元,祁林,等.解毒消痤汤联合阿达帕林凝胶治疗寻常痤疮75例疗效观察[J].中国中西医结合皮肤性病学杂志,2014,13(6):390-392.
H66	夏继伟,孙小云,李赟.清血解毒合剂联合异维A酸红霉素凝胶治疗痤疮的临床疗效观察[J].中国医院药学杂志,2012,32(23):1902-1904.
H67	张玲琳,王宏伟,谢韶琼,等.清热解毒颗粒治疗肺胃湿热型痤疮临床研究[J].新中医,2013,45(7):72-73.

续表

研究编号	参考文献
H68	张晓梅,李鸣九,梁智江.中西医结合治疗痤疮疗效观察[J].湖北中医杂志,2008,30(7):40-41.
H69	陈红.当归苦参丸治疗痤疮的疗效分析[J].中国医疗美容,2015,5(5):111-112.
H70	黄鹤,张少华.丹参酮结合维A酸软膏治疗寻常性痤疮52例临床疗效观察[J].中国现代药物应用,2008,2(22):59-60.
H71	茅恒菊,罗文洁.丹参酮胶囊联合维A酸乳膏治疗寻常痤疮疗效观察[J].中国麻风皮肤病杂志,2013,29(3):215.
H72	邵拓,黄新民,黄世平,等.桃红四物汤加味治疗囊肿性痤疮疗效观察[J].中国皮肤性病学杂志,2009,23(8):521-522.
H73	夏智波,范晓琼.清热化痰、活血散结法治疗结节囊肿性痤疮疗效观察[J].光明中医,2014,29(6):1234-1236.
H74	杨岚,肖玮.强脉冲光联合中药内服治疗面部痤疮疗效观察[J].中国美容医学,2010,19(8):1216-1217.
H75	袁冰峰,周燕飞,王芳,等.柴胡清肝汤加减治疗肝肾失调型寻常性痤疮疗效观察[J].中国美容医学,2014,23(19):1652-1654.
H76	周蜜.消痤合剂联合维胺酯胶囊治疗结节囊肿型痤疮的临床研究[D].湖北中医学院硕士学位论文,2008.
H77	陈立明,谭红,宋珊.光动力联合中药治疗中重度痤疮临床疗效观察[J].吉林医学,2015,36(4):611-612.
H78	杜丹.中西医结合治疗寻常痤疮68例[J].四川中医,2005,23(1):65-66.
H79	李爱医,高上炎,王玲丽,等.枇杷清肺饮联合异维A酸红霉素凝胶治疗痤疮72例临床观察[J].中国医药导刊,2011,13(12):2139-2140.
H80	陆素花."清肺泻热汤"治疗中重度肺胃积热型痤疮30例临床观察[J].江苏中医药,2014,46(12):48-49.
H81	郑彩慧,杨晓娜.自拟化瘀消痤汤治疗结节囊肿型痤疮[J].中国实验方剂学杂志,2012,18(17):276-278.
H82	陈欢,俞新民,宋欣,等.润燥止痒胶囊联合5%过氧苯甲酰凝胶治疗寻常痤疮疗效观察[J].中国麻风皮肤病杂志,2011,27(12):887-888.

续表

研究编号	参考文献
H83	胡彬,王琳,刘胜,等.清肺消痤饮加减联合阿达帕林治疗肺经风热型痤疮的疗效分析[J].中国现代医生,2009,47(29):68-69.
H84	阮爱星,黄丽萍.枇杷清肺饮加减联合达芙文治疗肺经风热型痤疮疗效分析[J].中华中医药学刊,2007,25(7):1499-1500.
H85	眭道顺,秦兆江,崔志斌,等.中药内服配合必麦森外用治疗寻常痤疮56例疗效观察[J].新中医,2004,36(7):56-57.
H86	隋克毅,康文娣.二妙消毒饮治疗寻常痤疮75例[J].河南中医,2014,34(4):713-714.
H87	杨丽荣.六君活血汤治疗囊肿结节型痤疮32例疗效观察[J].山东中医杂志,2012,31(8):569-570.
H88	周敏,耿琳,张明,等.清肺祛脂方治疗寻常痤疮的临床疗效和质量控制[J].上海中医药大学学报,2007,21(3):31-33.
H89	朱周,顾丽群,任祺.痤疮合剂治疗肺经风热型寻常痤疮66例疗效观察[J].福建中医药,2008,39(1):7-8.
H90	刘秀琴,郭信.自拟平痤汤治疗痤疮的临床研究[J].实用中西医结合临床,2015,15(9):34-35.
H91	马腾飞,陈宏.解毒活血汤联合异维A酸治疗结节囊肿型痤疮疗效观察[J].陕西中医,2015,36(3):324-326.
H92	汪文.消痤汤结合红蓝光治疗痤疮56例[J].陕西中医,2011,32(4):457-458.
H93	邓智建,曹冬梅,刘新民,等.丹参酮胶囊联合5%过氧苯甲酰凝胶治疗寻常型痤疮的疗效观察[J].中国药房,2011,22(24):2290-2291.
H94	贺晨霞.维胺酯胶囊联合丹参酮治疗寻常痤疮疗效观察[J].宁夏医学杂志,2008,30(5):460-461.
H95	陈潇.润燥止痒胶囊联合红蓝光治疗仪治疗寻常痤疮的疗效观察[J].中医学报,2013,28(B12):152.
H96	崔艳霞,孙通华,吴桂华.润燥止痒胶囊联合异维A酸治疗中重度痤疮疗效观察[J].中国麻风皮肤病杂志,2012,28(3):220-221.
H97	刘宏新.润燥止痒胶囊联合维A酸乳膏治疗寻常痤疮疗效观察[J].中国实用医药,2012,7(10):46-47.

研究编号	参考文献
H98	刘文春,覃佐欣,唐晓翔,等.润燥止痒胶囊联合窄谱蓝光治疗寻常性痤疮疗效观察[J].中国美容医学,2013,22(4):485-487.
H99	吴绍芳,兰岩菊,吴莉菲.润燥止痒胶囊联合维胺酯胶囊治疗寻常性痤疮的临床观察[J].实用医学杂志,2010,26(24):4596-4597.
H100	夏玉满.润燥止痒胶囊治疗寻常痤疮的近期疗效观察[J].实用中西医结合临床,2013,13(6):64.
H101	姚莹.润燥止痒胶囊联合培氟沙星乳膏、阿达帕林凝胶治疗寻常型痤疮疗效观察[J].中国现代药物应用,2014,8(4):20-21.
H102	杨梅,杨国华,张彩云.红蓝光联合自拟中药内服治疗中重度痤疮疗效观察[J].宁夏医科大学学报,2015,37(1):98-99.
H103	王良馥,饶秋华,徐文斌.强脉冲光联合解毒痤疮丸治疗中重度痤疮临床疗效观察[J].辽宁中医药大学学报,2015,17(1):174-176.
H104	吴晓燕,罗燕.自拟皮肤病血毒丸联合克林霉素凝胶及红蓝光照射对寻常型痤疮临床观察[J].深圳中西医结合杂志,2016,26(3):49-50.
H105	王晓军,王玲霞.自拟消瘰平痤汤合异维A酸红霉素凝胶治疗寻常痤疮临床观察[J].中国农村卫生,2013(z1):134.
H106	张静.泰尔丝联合黄地养阴颗粒治疗重度寻常痤疮29例[J].福建中医药,2011,42(1):48.
H107	曹发龙,杨国利.凉血解毒汤治疗寻常痤疮50例[J].陕西中医,2005,26(12):1278-1279.
H108	许惠清.白花蛇舌草加西药治疗重度寻常痤疮30例疗效观察[J].广东医学院学报,2005,23(3):310-311.
H109	周敏,李斌,张明.清肺祛脂方治疗寻常痤疮的临床研究[J].天津中医,2002,19(1):12-13.
H110	陈力,王晨,徐萍.痤疮灵颗粒治疗寻常痤疮的临床研究[J].南京中医药大学学报,2009,25(6):467-469.
H111	蔡秀珍.中西医结合治疗寻常痤疮150例[J].河北中医,2007,29(6):531.
H112	傅克辛,雷世红.痤疮合剂联合迪维霜治疗寻常痤疮70例[J].实用中西医结合临床,2013,13(4):66-67.

研究编号	参考文献
H113	赵志宇.异维A酸联合中药治疗痤疮疗效观察[J].人民军医,2010,53(8):590-591.
H114	李照红,万军.中药内服配合迪维霜外用治疗寻常痤疮56例[J].长江大学学报(自然科学版),2010,7(1):150,153.
H115	陈文慧,刘乐,曹煜.黄地养阴颗粒联合米诺环素胶囊治疗中重度痤疮[J].贵阳医学院学报,2016,41(1):118-120.
H116	高启发.清热解毒片联合西药治疗寻常性痤疮临床观察[J].中国美容医学,2009,18(7):1011-1012.
H117	何玉丹.中西医结合治疗寻常痤疮70例观察[J].实用中医药杂志,2015,31(3):231-232.
H118	牛红梅,王爱东.中西医结合治疗寻常痤疮72例疗效观察[J].实用皮肤病学杂志,2014,7(5):376-377.
H119	彭安厚,陆洪光,梁巍,等.复方甘草酸苷片联合多西环素胶囊、0.025%维A酸乳膏治疗中重度痤疮的临床观察[J].中华皮肤科杂志,2014,47(11):828-829.
H120	张军.中西医结合治疗中重度痤疮临床观察[J].浙江临床医学,2009,11(11):1172-1173.
H121	张起律,温红秀,吴运汉.中西医结合治疗结节和囊肿型痤疮66例疗效观察[J].中国皮肤性病学杂志,2007,21(10):604-605.
H122	王讯.维胺酯胶囊联合防风通圣汤治疗寻常性痤疮疗效观察[J].中国民族民间医药,2012,21(19):92.
H123	陈惠英,夏治华.自拟贝翘汤联合异维A酸胶丸治疗Ⅳ度痤疮疗效观察[J].中国皮肤性病学杂志,2004,18(6):66.
H124	陈珠芳.中西医结合治疗痤疮疗效观察[J].医学信息(下旬刊),2011,24(1):165.
H125	伏圣祥.中西医结合治疗重度痤疮96例临床观察[J].中国麻风皮肤病杂志,2008,24(6):486-487.
H126	纪明开,陈金雄,刘苗,等.中药配合泰尔丝治疗寻常型痤疮43例临床分析[J].中国自然医学杂志,2007,9(5):443.
H127	刘丹.异维A酸胶丸联合炎宁胶囊治疗寻常痤疮疗效观察[J].中国伤残医学,2015,23(17):115-116.

续表

研究编号	参考文献
H128	王利霞,甘才斌,李万华.大黄䗪虫丸联合异维A酸治疗重度痤疮疗效观察[J].中国美容医学,2014,23(11):923-925.
H129	张丽芹.异维A酸联合自拟中药方治疗结节囊肿型痤疮37例疗效观察[J].中国医药指南,2013,11(26):143-144.
H130	陈小平.白花蛇舌草胶囊治疗痤疮的疗效观察[J].实用中西医结合临床,2015,15(1):62-63.
H131	杜迎,鹿智慧,刘勇,等.强脉冲光联合中药痤疮饮治疗寻常型痤疮疗效观察[J].中国麻风皮肤病杂志,2014,30(6):383.
H132	黄亚华.清上畅下汤合消瘰丸加减治疗囊肿结节性痤疮86例[J].内蒙古中医药,2014,33(10):29.
H133	黄毓,樊春笋,王一飞.中药消痤方内服结合西药外用治疗男性轻中度面部痤疮的疗效评价[J].实用临床医药杂志,2013,17(23):184-185.
H134	刘利平.中西医综合疗法治疗重度寻常痤疮的疗效观察[J].岭南皮肤性病科杂志,2002,9(4):250-251.
H135	刘素凤,樊蔷薇,杨玉彦.一清胶囊联合克拉霉素治疗寻常痤疮疗效观察[J].中国冶金工业医学杂志,2013,30(4):417-418.
H136	卢任期,宋军.窄谱蓝/红光照射联合中药治疗寻常痤疮疗效观察[J].临床皮肤科杂志,2009,38(10):680.
H137	鲁德民.消痤汤治疗痤疮临床观察[J].中国冶金工业医学杂志,2005,22(1):96.
H138	路斌.自拟清利汤配合颠倒酊治疗痤疮临床观察[J].中国民间疗法,2015,23(8):59-60.
H139	路金瑞,赵军磊.丹参酮联合西药治疗寻常痤疮疗效观察[J].河南大学学报(医学版),2011,30,(2):153-154.
H140	王铖,崔成军.莫家清宁丸治疗痤疮疗效观察[J].岭南皮肤性病科杂志,2002,9(4):272.
H141	薛姣.中药治疗痤疮疗效及对免疫功能调节作用探究[J].中西医结合心血管病杂志,2015,3(27):19-20,22.
H142	于军.清热解毒片联合盐酸多西环素肠溶胶囊治疗寻常性痤疮的疗效观察[J].中南医学科学杂志,2013,41(4):382-384.

续表

研究编号	参考文献
H143	郑礼宝,陈彬,林绍辉.黄地养阴颗粒配合治疗寻常痤疮 60 例临床观察[J].福建医药杂志,2004,26(4):121-123.
H144	周敏.一清胶囊联合阿达帕林凝胶治疗痤疮疗效观察[J].中国乡村医药,2010,17(10):38.
H145	朱云燕,唐荣祥.中西医结合治疗痤疮临床疗效观察[J].广州医药,2006,37(2):75-77.
H146	吴轶西,罗文霞,曾海燕.清热解毒胶囊联合异维 A 酸治疗寻常痤疮的效果观察[J].临床医学工程,2013,20(3):342-343.
H147	包晨晓,卢益萍,解放.大黄虫胶囊联合痤疮合剂治疗结节囊肿型痤疮 46 例疗效观察[J].辽宁中医药大学学报,2014,16(6):213-214.
H148	曹青霞.中西医结合治疗女性面部痤疮 60 例[J].中医研究,2009,22(12):29-30.
H149	曹伟,周锴,孙利.消痤汤治疗寻常型痤疮发作期 52 例[J].山东中医杂志,2006,25(3):168-169.
H150	柴子君.辨证治疗痤疮[J].山西中医,2009,25(8):49.
H151	陈奇,刘芳,张国兰.消痤汤加减治疗痤疮 145 例[J].华北煤炭医学院学报,2006,8(2):224.
H152	陈清华.消痤汤治疗痤疮 183 例临床疗效观察[J].岭南皮肤性病科杂志,2007,14(3):176-177.
H153	陈曙光,刘景华.口服甘草锌外用过氧化苯甲酰霜治疗痤疮 87 例[J].北京军区医药,1995,7(2):152-153.
H154	成忠琴.消痤灵系列联合班赛治疗痤疮 80 例疗效观察[J].中国中医药咨讯,2011,3(13):254.
H155	樊蔷薇,刘素凤.一清胶囊联合美满霉素治疗中重度痤疮疗效观察[J].中国冶金工业医学杂志,2012,29(5):578-579.
H156	方远芳.中西医结合综合治疗痤疮 320 例临床观察[J].中国临床研究,2013,26(5):502,504.
H157	付红娟,郭建辉,宋晓霞.丹皮二至汤治疗女性痤疮阴虚血热证的疗效观察[J].中医临床研究,2012,4(12):100.
H158	高宇.异维 A 酸联合中药治疗中重度寻常痤疮 35 例疗效观察[J].中国中西医结合皮肤性病学杂志,2007,6(1):26-27.

续表

研究编号	参考文献
H159	龚丽,徐江堤.交泰丸加味方治疗痤疮 50 例临床观察[J].时珍国医国药,2009,20(7):1791.
H160	韩乃巍,刘红霞.枇杷败毒合剂治疗热毒瘀结型痤疮的临床研究[J].中国实用医药,2012,7(10):181-182.
H161	韩宪伟,马天明,刘贵军.从湿热论治寻常痤疮 104 例[J].中医药信息,2012,29(5):78-79.
H162	胡艳君,雪彦锋,姚守恩,等.清肺利湿解毒方药治疗痤疮的临床观察及对血清相关性激素水平的影响[J].中国皮肤性病学杂志,2010,24(6):568-569,572.
H163	黄少明.中药结合紫外线负离子喷雾治疗寻常痤疮 122 例[J].福建中医药,2007,38(5):27.
H164	黄湘荣,林秀萍,程丽雪.痤疮 1 号治疗痤疮 65 例[J].中国中医药科技,2002,9(2):82.
H165	解春湘,祁芙蓉,慧艳,等.自拟除湿凉血解毒汤治疗痤疮 368 例临床疗效观察[J].中国中医基础医学杂志,2013,19(11):1358,1371.
H166	金纪芳.中西医结合治疗重度男性青春期痤疮 40 例[J].山西中医,2009,25(12):28.
H167	金小燕.丹参酮治疗寻常痤疮 60 例疗效观察[J].中国医师杂志,2002(S1):289.
H168	李爱萍.活血解毒配合逍遥丸治疗痤疮 60 例[J].中国临床医药研究杂志,2008,(6):63-64.
H169	李广文,管仕美.导赤散加味辨治寻常痤疮 75 例疗效观察[J].云南中医中药杂志,2004,25(1):24-25.
H170	李剑峰,牟辉.解中汤结合他扎罗汀乳膏治疗寻常性痤疮[J].中国医学创新,2009,6(29):176.
H171	李微,杨苏,张玉华.中药内服配合完美强脉冲光(OPT)治疗寻常痤疮 58 例[J].中国民族民间医药,2011,20(16):90.
H172	李伟凡,王萍,周冬梅.痤疮合剂治疗寻常性痤疮 50 例临床观察[J].中国医药学报,2003,18(4):251-252.
H173	李秀玉.活血宣肺平痤汤治疗女性痤疮 50 例临床观察[J].海军总医院学报,2004,17(3):182-184.
H174	林静.中药治疗 32 例痰瘀互结型痤疮的疗效观察[J].中国民族民间医药,2010,19(10):123.

续表

研究编号	参考文献
H175	刘欢.中药配合维胺酯胶囊治疗痤疮疗效观察[J].航空航天医学杂志，2012,23(1):123-124.
H176	刘晓冬.新癀片治疗寻常痤疮疗效观察[J].中国医药导报,2007,4(28):41.
H177	楼映,夏峰,陈乃光.消痤汤治疗肺热瘀滞型痤疮96例[J].陕西中医，2002,23(3):214-215.
H178	罗建凯,杨鹏晓,刘江华.中西医结合治疗寻常痤疮68例[J].实用中医药杂志,2002,18(1):36.
H179	马素慧,吕文英,曹国富.解毒祛痘汤治疗寻常痤疮186例[J].陕西中医，2006,27(4):435-436.
H180	倪方利,王文君.妙灵汤治疗痤疮300例[J].山东中医杂志,2002(5):287.
H181	彭福群,沈键,王彦君.方剂辨证治疗粉刺186例临床观察[J].河南职工医学院学报,2014,21(5):580-581.
H182	曲剑华,姚卫海,李惠云,等.痤疮口服液治疗痤疮前后血清睾酮、雌二醇水平观察[J].中国中西医结合皮肤性病学杂志,2002,1(1):34-35.
H183	宋启霞.痤疮平方治疗痤疮42例临床观察[J].中国校医,2002,16(4):338.
H184	苏方玉.消痤汤治疗寻常型痤疮166例临床观察[J].中国保健营养:临床医学学刊,2009,18(14):95-96.
H185	孙银生,姜存,高继军.中西医结合治疗痤疮600例疗效观察[J].岭南皮肤性病科杂志,2003,10(2):105-106.
H186	唐志坤,高洪东,杜锡贤.痤疮饮与三蕊胶囊联合治疗痤疮70例临床观察[J].中国中西医结合皮肤性病学杂志,2003,2(1):52.
H187	陶迪生,陈兰,孙兆圣,等.光动力疗法联合中药治疗中重度痤疮180例疗效观察[J].中国中西医结合皮肤性病学杂志,2013,12(5):309-310.
H188	陶霞.中医治疗痤疮36例临床疗效观察[J].实用中西医结合临床,2012,12(3):68-69.
H189	田欢,王胜.枇杷消疮汤治疗痤疮41例[J].湖南中医杂志,2014,30(8):72-73.
H190	王彬,王少华,王盛波.中药内服治疗痤疮60例疗效观察[J].中国社区医师,2004,20(7):42.
H191	王建英.健脾靓肤汤治疗脾虚湿蕴型粉刺40例临床观察[J].北京中医，2001,20(1):32.
H192	王敬,陈毅刚,吕姝岷.丹参酮治疗痤疮50例临床观察[J].哈尔滨医药，2001,21(2):55.

续表

研究编号	参考文献
H193	王文惠.丹参酮、异维 A 酸联合治疗中、重度痤疮疗效观察［J］.苏州大学学报(医学版),2003,23(2):252.
H194	王绪伦,柯静,刘卫华,等.中医药治疗痤疮 90 例［J］.四川中医,2003,21(12):73.
H195	王雪芳.养阴清热消痤方加减治疗痤疮 60 例分析［J］.甘肃中医,2007,20(10):15.
H196	王渝,崔丽.消痤汤治疗寻常型痤疮 166 例临床观察［J］.河北中医,2004,26(6):426.
H197	温秉强,杨丽萍.自拟消痤饮治疗痤疮 87 例疗效观察［J］.内蒙古中医药,2011,30(1):14.
H198	吴广侠,贾付坤.中西医结合治疗重症痤疮 56 例［J］.石河子医学院学报,1996,18(2):126-127.
H199	吴解敏,许庆涛.枇杷清肺饮联合阿达帕林治疗痤疮 120 例［J］.实用中医药杂志,2004,20(11):644.
H200	吴正华.自拟三皮清肺饮治疗寻常性痤疮 76 例［J］.浙江中西医结合杂志,2007,17(6):382-383.
H201	徐树槐.加味五味消毒饮治疗青春期痤疮 58 例疗效观察［J］.云南中医中药杂志,2002,23(6):17.
H202	许婵婵,王东.痤疮方治疗肝郁肺热型痤疮 54 例临床观察［J］.实用中医内科杂志,2016,20(3):39-41.
H203	姚春海,苏爱华.丹参酮胶囊治疗结节囊肿性痤疮的临床疗效评价［J］.中国临床药理学与治疗学,2003,8(3):339-340.
H204	于开彬.中医辨证治疗痤疮 50 例疗效观察［J］.吉林中医药,2008,28(10):743.
H205	余剑兰.中西医结合治疗寻常型痤疮 53 例［J］.广西中医学院学报,2006,9(4):30-31.
H206	袁云霞.枇杷清肺饮加减治疗寻常型痤疮 300 例小结［J］.中医药导报,2012,18(1):103.
H207	张贺,黄尧洲,郎娜,等.中药内服配合石膏面膜治疗痤疮 60 例［J］.河南中医,2013,33(7):1110-1111.
H208	张建团,王宝林,宋树玲.痤愈汤加减治疗痤疮 103 例［J］.中国麻风皮肤病杂志,2006,22(1):31.

研究编号	参考文献
H209	张明明.应用红蓝光照射疗法联合中西医结合疗法治疗痤疮的效果分析[J].当代医药论丛,2015,13(8):171-172.
H210	张小静.中医辨证治疗痤疮96例[J].中医研究,2007,20(11):38.
H211	张晓东,于清宏,张庆瑞,等.自制中药痤疮饮治疗炎症性痤疮疗效观察及对患者血清IL-8及TNF-α水平影响[J].实用皮肤病学杂志,2009,2(3):142-143,157.
H212	张越颖.自拟三花愈痤汤治疗寻常痤疮的疗效观察[J].中国临床医生,2002,30(4):49.
H213	赵玉荣,赵浩然,刘汉荣.消痤汤治疗痤疮56例疗效观察[J].中医临床研究,2010;2(21):70.
H214	郑仕琪.加味消风散治疗面部痤疮30例分析[J].中医临床研究,2011,3(17):27-28.
H215	郑云广.枇杷清肺饮治疗痤疮120例临床观察[J].现代养生,2015(6):245-245.
H216	周文荣.消痤饮加味治疗粉刺160例疗效观察[J].云南中医中药杂志,2003,24(5):15.
H217	朱红军,赵生文.解毒活血法配以辨证治疗痤疮129例[J].辽宁中医药大学学报,2007,9(1):102-103.
H218	李宗超,叶伟.枇杷清肺饮治疗肺胃蕴热型皮肤病的临床研究[J].世界中医药,2015,10(12):1894-1896.
H219	徐一平,查日煌,张频.以风痰论治轻度痤疮41例疗效观察[J].中国美容医学,2012,21(8):1398-1399.
H220	林燕,苗晓玲.痤疮合剂配合周期疗法治疗女性青春期痤疮48例临床观察[J].云南中医中药杂志,2011,32(2):21-22.
H221	郤永涛,冯敏,张丹,等.自拟清肺汤联合激光碳粉技术治疗轻、中度痤疮疗效观察[J].中国中西医结合皮肤性病学杂志,2015,14(6):383-385.
H222	高彤彤,晏志勇.中草药液外敷治疗寻常性痤疮疗效观察[J].中国美容医学,2015,24(14):73-75.
H223	何春峰,杨桂兰,孙燕丽,等.红蓝光联合中药面膜治疗寻常型痤疮疗效观察[J].实用医院临床杂志,2013,10(6):189-191.
H224	胡卫彬.中西医结合治疗寻常型痤疮的临床观察[J].中国热带医学,2011,11(12):1552-1553.
H225	金玲,廖晓东,王守忠,等.中药搽剂联合蓝光照射治疗痤疮的临床观察[J].中国麻风皮肤病杂志,2006,22(6):514-515.

研究编号	参考文献
H226	李磊,袁园.中药面膜治疗寻常型痤疮疗效观察[J].广西中医药,2014,37(4):36-37.
H227	李文圣,张荣.中西医结合治疗寻常型痤疮临床疗效观察[J].现代中西医结合杂志,2010,19(9):1065-1066.
H228	廖薇,王晓翠.姜黄消痤搽剂联合阿达帕林凝胶治疗痤疮临床疗效和安全性分析[J].安徽医药,2014,18(11):2191-2192.
H229	刘冷,孟宏,焦爽,等.复方丹参酮祛痘胶治疗寻常性痤疮的疗效观察[J].国际中医中药杂志,2013,35(12):1118-1120.
H230	马莉.中药面膜联合红光治疗轻、中度痤疮临床观察[J].青海医药杂志,2014,44(11):14-15.
H231	马瑛,赵娜.Aurora光波射频联合中药面膜治疗寻常性痤疮疗效分析[J].中国美容医学,2015,24(16):39-42.
H232	梅莉红,干慧慧,曾义斌,等.中药熏蒸治疗轻、中度寻常痤疮疗效观察及血清细胞因子水平检测[J].中国皮肤性病学杂志,2011,25(9):716-718.
H233	彭红华.百部复方消痤膏治疗寻常性痤疮[J].中国实验方剂学杂志,2013,19(12):318-322.
H234	乔丽,袁小英,杨志勇,等.中药痤疮涂膜剂在寻常型痤疮中的应用[J].华北国防医药,2010,22(4):333-334.
H235	佘远遥.痤疮乳膏治疗轻、中度痤疮的疗效观察及机理初探[D].中国中医科学院硕士学位论文,2008.
H236	沈胡刚,季峰,李昆,等.自制中药面膜联合异维A酸红霉素凝胶治疗中重度痤疮疗效观察[J].中国中医药信息杂志,2014,21(12):94-95.
H237	王瑜,洪育萍.复方丹参凝胶治疗寻常型痤疮疗效观察[J].中国民族民间医药,2009,18(14):88.
H238	吴卓璇.光动力疗法联合中药外洗方治疗痤疮的临床观察[D].湖北中医药大学硕士学位论文,2012.
H239	袁伟,贾常莎.姜黄消痤搽剂联合红蓝光治疗寻常痤疮疗效观察[J].中国皮肤性病学杂志,2012,26(3):217-218,221.
H240	张善霄.复方芙蓉叶酊治疗74例寻常型痤疮疗效观察[J].福建医药杂志,2006,28(1):119.
H241	张晓莉,王锐锋,谢君国.芙蓉痤疮膏治疗寻常痤疮110例[J].中国社区医师(医学专业),2010,12(28):134.

研究编号	参考文献
H242	郑永平,王海棠,严军华.强脉冲光联合中药面膜治疗寻常性痤疮100例[J].中国美容医学,2010,19(4):581-582.
H243	周李燕,李超,高以红.红蓝光治疗仪联合中药面膜治疗寻常痤疮临床观察[J].现代中西医结合杂志,2010,19(36):4738-4739.
H244	周雁英,郭若沁.自制痤疮面膜联合红蓝光治疗寻常痤疮的疗效分析[J].当代护士(中旬刊),2015(1):28-29.
H245	HAJHEYDARI Z S,M.MORTEZA-SEMNANI,K.SOLTANI,et al.Effect of Aloe vera topical gel combined with tretinoin in treatment of mild and moderate acne vulgaris:A randomized,double-blind,prospective trial[J].Journal of Dermatological Treatment,2014,25(2):123-129.
H246	ORAFIDIYA L O,AGBANI E O,YEDELE A O,et al.The effect of aloe vera gel on the anti-acne properties of the essential oil of *Ocimum gratissimum* Linn. leaf—A preliminary clinical investigation[J].International Journal of Aromatherapy,2004,14(1):15-21.
H247	SHARQUIE K E,AL-TURFI I A,AL-SHIMARY W M.Treatment of acne vulgaris with 2% topical tea lotion[J].Saudi Medical Journal,2006,27(1):83-85.
H248	王玉文,蒙秉新.姜黄消痤搽剂联合外用药治疗寻常型痤疮疗效观察[J].中国热带医学,2014,14(5):627-629.
H249	曹东,来圣吉,来圣祥.荆芷玉容膏治疗黄褐斑、痤疮246例疗效小结[J].云南中医中药杂志,2000,21(3):31.
H250	戴雪花,洪东河.麝香痔疮膏治疗痤疮46例的疗效观察[J].现代中西医结合杂志,2001,10(22):2184.
H251	丁秋允,刘春梅,鲁楠,等.玫芦消痤膏外用联合挤压术治疗寻常痤疮疗效观察[J].中华实用中西医杂志.2006,19(18):2266.
H252	杜平,叶蓁,邢立亚.脂溢净治疗寻常痤疮30例[J].陕西中医,2005,26(6):519-520.
H253	郭青海.喷雾疗法治疗痤疮109例疗效观察[J].河北中医,2006,28(1):35.
H254	郭四红.白芷痤康散外敷治疗痤疮47例疗效观察[J].河南职工医学院学报,2005,(1):41-42.
H255	胡慧渊,刘军连,苏艳芳,等.自制面膜与1%氯霉素乙醇合用外治寻常痤疮42例[J].中国中西医结合皮肤性病学杂志,2004,17(1):40.
H256	李云霞,胡葵葵.离子紫外线喷雾加中药面膜综合治疗痤疮的疗效观察[J].中华医学实践杂志.2003,2(10):923-924.

研究编号	参考文献
H257	林琼,张添龙,宋维芳,等.中药湿敷联合红蓝光照射治疗面部寻常痤疮疗效观察[J].中国中西医结合皮肤性病学杂志,2010,9(6):383.
H258	刘长江,张国民,都培双,等.新改容丸治疗面部寻常痤疮307例临床总结[J].北京中医,1989(6):29-30.
H259	刘丛盛.外用清热解毒活血化瘀中成药治疗痤疮初探[J].中国中医药信息杂志,2001,8(12):14.
H260	刘永洪,熊英.中西医联合光疗综合治疗中重度痤疮的临床观察[J].皮肤病与性病,2015,37(2):98-100.
H261	卢镜洪.复方参芷酊治疗寻常痤疮120例[J].陕西中医,2010,31(6):704.
H262	缪文进,沈利东,曹燕.黄连粉倒膜治疗面部痤疮64例[J].江苏中医药,2009,41(5):31.
H263	牟桂花,孙文眠,贾晓杰.痤疮粉外用治疗寻常痤疮临床观察[J].辽宁中医学院学报,2001,3(2):113.
H264	木其日,杨晓丽,杨爱华.自制中药面膜治疗81例面部寻常性痤疮疗效观察[J].内蒙古中医药,2002,21(6):31.
H265	石高举,葛国红,李迎华.中药超声雾化面罩吸入治疗寻常型痤疮35例[J].吉林中医药,2002,22(5):25.
H266	王葆琦,郭亚范,彭芳.中药熏洗法治疗寻常型痤疮35例[J].吉林中医药,2002,22(2):35.
H267	王学艺,程飚,陈葵,等.蓝光联合中药面膜治疗痤疮临床及护理体会[J].中国美容医学,2006,15(9):1066-1067.
H268	张磊,王微,刘彩霞.金黄散加味调敷治疗寻常性痤疮[J].中医外治杂志,1998,7(1):40.
H269	张亚丽,宋明辉.中药外熏治疗面部痤疮35例分析[J].吉林医学,2010,31(26):4451-4452.
H270	张玉珊.大黄荆红汤外洗治疗寻常痤疮100例[J].中国中西医结合皮肤性病学杂志,2007,6(1):29.
H271	郑水立,郭婷婷,陈莹,等.复方颠倒散面膜治疗痤疮37例[J].中医外治杂志,2008,17(4):24-25.
H272	周展超,郑家润,徐文严.外用25%丹参酮霜治疗寻常痤疮的临床及实验研究[J].临床皮肤科杂志,1996(6):21-22.

研究编号	参考文献
H273	张珍珍,张晓珍.中药离子喷雾配合中药面膜治疗颜面部痤疮的疗效观察及护理[J].齐齐哈尔医学院学报,2014,35(4):591-592.
H274	ELSAIE M L,ABDELHAMID M F,ELSAAIEE L T,et al.The efficacy of topical 2% green tea lotion in mild-to-moderate acne vulgaris[J].J Drugs Dermatol,2009,8(4):358-364.
H275	董占宇.清热除湿汤治疗湿热蕴结型痤疮32例临床观察[J].中华实用中西医杂志,2009,22(23):1738-1740.
H276	范华云,陈伟炳.加味泻心汤内服外用治疗痤疮30例临床观察[J].江苏中医药,2014,46(5):45-46.
H277	范建国,王丹,李霞."克痤饮"配合中药熏蒸治疗寻常痤疮40例临床观察[J].江苏中医药,2014,46(1):43-44.
H278	江一帆,周焕.中西医结合治疗寻常痤疮的疗效观察[J].现代中西医结合杂志,2009,18(10):1119-1120.
H279	赖梅生,张明明,马玲玲,等.清肺愈痤方合复方颠倒散治疗痤疮150例疗效观察[J].新中医,2012,44(10):47-49.
H280	刘汉顺,张文家,庄明,等.枇杷清肺饮加减联合加味颠倒散治疗痤疮的临床观察[J].安徽医药,2012,16(1):111-112.
H281	区鸿斌,陶衔玥.枇杷清肺饮加减合颠倒散外用治疗寻常型痤疮80例[J].辽宁中医杂志,2012,39(7):1313-1314.
H282	王翠兰.枇杷清肺饮联合中药面膜外敷治疗痤疮肺胃蕴热证临床研究[J].河南中医,2015,35(8):1914-1916.
H283	徐高淳,缪水云.0.025%维A酸乳膏联合中药治疗寻常痤疮的临床疗效观察[J].中国中西医结合皮肤性病学杂志,2007,6(3):176.
H284	徐萍,陈力.中西药联用治疗中重度痤疮60例[J].南京中医药大学学报,2011,27(4):339-341.
H285	杨柳,孙凯亮,焉志超,等.中药治疗脾胃湿热型痤疮71例临床观察[J].贵阳中医学院学报,2010,32(1):41-43.
H286	游俊,王英夫.五味消毒饮内服外敷治疗寻常性痤疮35例临床观察[J].中国医院药学杂志,2012,32(8):626-627.
H287	余南生,梁栋龙,杨丽珍,等.中药治疗痤疮疗效及对免疫功能调节作用研究[J].中国中西医结合皮肤性病学杂志,2013,12(2):92-95.
H288	运国靖,王朋军,王海燕.银花栀黄散联合中药面膜治疗寻常性痤疮的临床研究[J].光明中医,2013,28(12):2574-2575.

研究编号	参考文献
H289	张建辉.普济消毒饮加减联合外用阿达帕林凝胶治疗寻常型痤疮疗效观察[J].中国中西医结合皮肤性病学杂志,2012,11(5):317-318.
H290	赵丽,郭雯,郭建辉,等.中西医结合治疗寻常痤疮疗效观察[J].中医临床研究,2011,3(19):73-74.
H291	陈富祺,严汝庆.点舌丸治疗寻常痤疮63例的临床疗效观察[J].广西医学,2009,31(2):303.
H292	房武宁.丹参酮并玫芦消痤膏治疗寻常痤疮[J].中国中西医结合皮肤性病学杂志,2008,7(1):18.
H293	符开俊,冯敏.清上防风汤加减治疗寻常痤疮96例疗效观察[J].云南中医中药杂志,2008,29(8):20.
H294	顾建明,文世容.自拟洁肤汤治疗面部痤疮54例临床观察[J].浙江中医杂志,2007,42(9):519.
H295	顾勇刚,顾文忠.复方消痘饮治疗寻常痤疮50例[J].实用中医药杂志,2006,22(10):622-623.
H296	郭建辉,郭雯,赵丽,等.清肺消痤饮配合中药面膜治疗寻常痤疮临床观察[J].中国中西医结合皮肤性病学杂志,2010,9(2):86.
H297	郭建辉,王秀清,刘晓艳,等.中药内服外用治疗中重度痤疮30例[J].实用中医药杂志,2015,31(1):19-20.
H298	郝旭雯,曲竹秋.中药内服外敷治疗寻常性痤疮疗效观察[J].天津中医药,2009,26(2):129.
H299	胡艳君.消痤饮治疗寻常痤疮120例[J].四川中医,2005,23(10):80-81.
H300	黄灿奇,林仁勇,陈俊琦,等.中药内服加中药面膜外敷治疗痤疮临床观察[J].按摩与康复医学(下旬刊),2011,2(3):174-175.
H301	黄硕,陈金鑫.中药内服外洗治疗寻常型痤疮67例[J].中医外治杂志,2006,15(2):34-35.
H302	纪青,张佳宾,蔡宏为,等.中西医结合治疗680例寻常性痤疮的治疗体会[J].内蒙古医学院学报,2010,32(4):402-404.
H303	李聪颖,段渠,杨艳,等.辨证内服中药结合熏洗法治疗寻常型痤疮60例[J].中医外治杂志,2009,18(2):24-25.
H304	李建堂.中药治疗痤疮50例疗效观察[J].甘肃中医,2000(4):40-41.
H305	李行知.中药外敷加内服治疗寻常型痤疮[J].中国医疗美容,2014(2):120.

续表

研究编号	参考文献
H306	李云,吴飞虎,陈红霞.一清胶囊面膜外敷配合内服丹参酮胶囊治疗寻常痤疮 40 例[J].中医药临床杂志,2012,24(1):58-59.
H307	刘俊起.清热活血汤治疗痤疮 200 例临床观察[J].中国中医药信息杂志,1999,6(9):37.
H308	马春辉,袁金英,曹洋,等.中药内外治相结合治疗痤疮 62 例临床观察[J].中国医药导报,2013,10(22):103-106.
H309	马晓红,陈小燕,吴卫平.麻桂四物汤联合中药面膜治疗寻常型痤疮 45 例[J].陕西中医,2014,35(10):1344-1345.
H310	陶卫.中药内服外用联合红蓝光治疗痤疮 86 例[J].医学信息(中旬刊),2010,5(9):2630.
H311	王建敏,朱荣根.平痤散治疗粉刺 86 例[J].浙江中医杂志,1998,(8):355.
H312	王磊.新癀片治疗寻常痤疮的临床观察[J].大家健康(学术版),2015,9(3):82.
H313	王相泽,陈奇珂.痤疮丸合中药面膜治疗寻常痤疮 120 例疗效观察[J].新中医,2004,36(12):33.
H314	王燕.中药内服兼外用治疗痤疮[J].皮肤病与性病,2008,30(4):31-32.
H315	王玉奇.辛芷消痤汤配合外搽法治疗寻常型痤疮疗效观察[J].山东中医杂志,2011,30(7):480.
H316	王祖英.中药治疗寻常痤疮的临床疗效观察[J].中医临床研究,2015,7(35):102-103.
H317	张丽.芦荟珍珠胶囊联合痤疮霜治疗囊肿型痤疮的疗效观察[J].临床合理用药杂志,2014,7(12):11.
H318	张玉琴.中药熏蒸治疗痤疮疗效观察[J].中华实用中西医杂志,2008,21(4):295.
H319	赵进.中药内服外用治疗痤疮 38 例[J].中国现代药物应用,2009,3(3):124.
H320	周桂花,门国胜,李俊峰.自拟枇杷汤联合颠倒散治疗痤疮 32 例[J].中医药导报,2012,18(11):103.
H321	周计春,郑仁省,刘亚娴.加味封髓丹治疗寻常性痤疮疗效观察[J].中华实用中西医杂志,2007,20(8):669-670.
H322	褚韩生.中西医结合治疗痤疮 685 例[J].现代中西医结合杂志,2008,17(15):2370-2371.

第六章　寻常痤疮常用中药的药理研究

导语：现代实验研究对许多临床研究常用的中药进行了疗效机制的探索。本章拟对第五章中使用频次最高的前 10 种中药(口服或外用)的药理作用进行实验研究证据汇总。寻常痤疮(以下简称"痤疮")的主要发病机制包括痤疮丙酸杆菌的定植、炎症、毛囊角化异常和皮脂生成，许多研究表明中药有抑菌和抗炎作用，这为阐明中药治疗痤疮的内在机制提供了依据。

本章通过总结实验研究证据阐述了中药及其有效成分对痤疮的药理作用机制。我们借助查阅中药学及药学相关的专著、高质量综述、百科全书、《本草纲目》以及检索 PubMed 来明确中药的化学成分。通过检索 PubMed 查找相关中药的临床前研究文献，检索词包括中药名及其化学成分的名称，对检索得出的相关文献进行数据提取并进一步归纳总结。

第五章纳入的 RCT 研究分为口服中药类、外用中药类和口服联合外用中药类，综合上述三类 RCT 研究使用的中药进行频次分析，最常用的中药包括甘草、白花蛇舌草、赤芍、丹参、黄芩、连翘、蒲公英、生地黄、桑白皮、大黄和金银花。由于甘草的功效为调和诸药，大多数方剂均有使用，故本章未对甘草的药理作用进行阐述。

一、白花蛇舌草

目前已在白花蛇舌草(*Hedyotis diffusa* Willd.)中发现了 171 种化合物，包括环烯醚萜类、类黄酮类、蒽酮类、酚类化合物、挥发油类等。其中，齐墩果酸、熊果酸(UA)和阿魏酸是其主要生物活性成分。此外，东莨菪内酯是实验研究中常见的另一类化合物。白花蛇舌草具有多种生理活性，主要包括抗炎和抗氧化作用。

1. 抑菌作用

目前对于 UA 抑菌作用的研究中存在不同的结果。在人皮肤角质形成细胞(HaCaT)中,用被热灭活的痤疮丙酸杆菌预处理,结果显示来自药用迷迭香的 UA 可抑制痤疮丙酸杆菌刺激产生的肿瘤坏死因子(TNF-α),UA 在高浓度时(50g/ml)效果最明显,且无细胞毒性。此外,UA 对另一种促炎性细胞因子白细胞介素 -8(IL-8)也有一定的抑制作用。Tan 等人还发现,在使用肉汤稀释法的情况下,UA 的抑菌活性很高。但在其他的研究中,未发现 UA 对痤疮丙酸杆菌有任何作用。Weckesser 等人研究 UA 和其他化合物对厌氧菌的抗菌作用,在琼脂稀释测试中并未发现这些化合物对痤疮丙酸杆菌有任何抑制作用。Sharma 等人也发现,在肉汤稀释测试中,蒲桃的 UA 对痤疮丙酸杆菌无任何抑制作用。

2. 抗炎作用

在佛波酯(TPA)诱导的小鼠耳肿胀模型中,来自蜡菊的 UA 可减少小鼠59% 的耳朵重量,表明 UA 可减轻炎症诱导的耳部肿胀;同时,也发现 UA 可减少炎症组织的中性粒细胞浸润。一项研究评价了芙蓉菊中提取的东莨菪内酯对痛觉和炎症的影响。在角叉菜胶注射诱导的小鼠足肿胀模型中,东莨菪内酯以每千克体重 10mg 的剂量注射 3~ 4 小时后,可抑制小鼠足肿胀。并在用药 5 小时后,降低了模型小鼠中促炎性细胞因子和介质一氧化氮(NO)、TNF-α 和前列腺素(PGE$_2$)的水平。

3. 促炎作用

一些研究表明 UA 可能有促炎作用。Ikeda 等人在小鼠肿瘤模型中发现了 UA 的促炎作用。在二甲基苯并蒽(DMBA)诱导的肿瘤模型中,外用 UA 可增加促炎性细胞因子 TNF-α、环氧合酶(COX)-1 和诱导型一氧化氮合酶(iNOS)mRNA 的表达以及显著升高 COX-2 的水平。在 DMBA 和 TPA 共同诱导的肿瘤模型中,UA 可显著增加 COX-1、COX-2 和 TNF-α mRNA 的表达。

4. 其他作用

Sharma 等人也对 UA 的抗氧化活性进行了研究。结果显示 100μg/ml 的

UA 在 1,1- 二苯基 -2- 三硝基苯肼（DPPH）抗氧化试验中未表现出任何作用。Chang 等人认为另一种化合物东莨菪内酯有抗氧化活性，该研究报道 10mg/kg 东莨菪内酯可增加超氧化物歧化酶（SOD）、过氧化氢酶（CAT）和谷胱甘肽过氧化物酶（GPX）的水平，提示其有抗氧化活性。此外，有研究报道 UA 有抑制仓鼠耳部皮脂腺脂肪生成的作用。

二、赤芍

赤芍为毛茛科植物赤芍（*Paeonia lactiflora* Pall.）或川赤芍（*Paeonia veitchii* Lynch）的干燥根，两者虽然有一些共性的成分，但其生物活性相差较大。两者的共性成分包括单萜苷类化合物、三萜类、类固醇、黄酮类化合物、芍药醇、酚类化合物和芪类化合物。所有这类药物均含有芍药苷。赤芍中另一类主要化合物是没食子酸。赤芍具有多种生物活性，包括抗炎、抗菌、抗病毒和抗氧化作用。

1. 抗炎作用

赤芍的抗炎作用已在银屑病炎症模型得到证实，该作用可能也与痤疮有关。在聚肌胞苷酸诱导的人表皮角质形成细胞炎症模型中，芍药提取物可显著抑制促炎性细胞因子 IL-6、IL-8、CCL20 和 TNF-α 的表达，且 200μg/ml 的剂量仍未对细胞活力造成影响。另一项研究观察了芍药苷对咪喹莫特诱导 BALB/c 小鼠银屑病样炎症的影响，结果显示与对照组接受灭菌水注射的小鼠相比，芍药苷注射后可显著减少实验组小鼠耳厚度（用小鼠耳肿胀前后的耳厚度衡量炎症程度）；减少皮损中炎症因子 TNF-α、IL-1β 和 IL-6 的表达。组织病理学观察还发现芍药苷可抑制表皮增厚和细胞浸润，实验组小鼠皮损中巨噬细胞和中性粒细胞的数量较低。

另一项研究显示芍药苷预处理 2 小时可抑制 TNF-α 诱导的人皮肤微血管内皮细胞（HMEC-1）炎症反应。芍药苷可剂量依赖性地抑制趋化因子 mRNA 的表达，并减少白细胞的迁移，此外还可降低 NF-κB 的活性。

2. 抗氧化作用

多酚没食子酸已被证明具有抗氧化作用。在 DPPH 抗氧化试验中，没食子酸显示出剂量依赖性的 DPPH 自由基清除活性。

三、大黄

大黄主要为掌叶大黄(*Rheum palmatum* L.),次为唐古特大黄(*Rheum tanguticum* Maxim.ex Balf.)和药用大黄(*Rheum officinale* Baill.)。采用高效液相色谱法对这三种大黄进行成分分析,共出现了 88 个色谱峰,确定的化学成分包括蒽醌类、番泻苷、二苯乙烯类、单宁类、酰基葡萄糖苷、苯基丁二酮葡萄糖苷、萘类和色酮类化合物。其中,主要成分有大黄素、大黄素甲醚、芦荟大黄素、大黄酸和番泻苷。Wang 等人对大黄的主要作用进行了总结,包括抗炎、抗菌和抗癌作用。

抗炎作用

现有多种研究大黄抗炎作用的动物模型实验。一项研究探讨了大黄在急性肝功能衰竭小鼠中的抗炎作用,在制备急性肝衰竭模型前使用大黄腹腔内注射,结果显示大黄可增加肝细胞数量,减轻细胞坏死和炎症浸润。此外,大黄还可显著降低血清 NO 和 IL-1β 的水平。

不同的动物模型研究也证实了大黄素的抗炎作用。在哮喘小鼠模型中,大黄素预处理可显著降低支气管肺泡灌洗液(BALF)中 Th2 细胞因子含量和细胞计数(中性粒细胞、嗜酸性粒细胞、淋巴细胞和巨噬细胞)。小鼠肺组织学观察显示黏液分泌和上皮细胞破裂明显减少。大黄素在胶原诱导性关节炎小鼠模型中也显示出抗炎作用,通过降低 TNF-α、IL-1β、核因子 κB 受体活化因子配体(RANKL)和 IL-17 的血清水平,可显著降低鼠爪肿胀、关节刚度和关节炎的临床评分。在脂多糖(lipopolysaccharide,LPS)刺激的小鼠乳腺上皮细胞中,大黄素通过激活过氧化物酶体增殖物激活受体(PPAR)-γ,可剂量依赖性地抑制 TNF-α、IL-6、iNOS 和 COX-2 的表达。然而大黄素对细胞活力没有明显的影响。

大黄多糖在三硝基苯磺酸(TNBS)诱导的大鼠结肠炎模型中也显示出抗炎作用,可显著降低腹泻的发生率和严重程度,增加结肠重量和改善溃疡。这与地塞米松治疗腹泻的疗效相似。组织病理学观察显示,地塞米松在改善炎症方面效果更佳,但大黄多糖在恢复和维持结直肠结构方面更有效。大黄多糖腹腔注射和口服的效果相似。

四、丹参

丹参为唇形科植物丹参(*Salvia miltiorrhiza* Bge.)的干燥根和根茎,含有多种成分,主要包括二萜类、水溶性酚酸和挥发油。目前已经鉴定出了105种化合物,丹参酮 II_A 是丹参中含量最高的化合物之一,其抗炎作用受到了广泛的关注。丹参中发现的其他化合物如迷迭香酸和隐丹参酮也是目前研究的重点。丹参的药理作用包括抗氧化、抗高脂血症和抗癌作用。

1. 抑菌作用

一项在卡波姆凝胶基质中借助表面活性剂囊释放迷迭香酸的研究证明了迷迭香酸对痤疮丙酸杆菌的抑菌活性。囊泡内迷迭香酸对痤疮丙酸杆菌的最小抑制浓度较低,痤疮丙酸杆菌感染皮肤四天后菌落形成单位(cfu)较低,而且与普通迷迭香酸溶液比较,囊泡内迷迭香酸较普通迷迭香酸可减少对皮肤刺激性。

2. 抗炎作用

一项研究评估了口服和外用丹参脂溶性提取物的抗炎作用,在佛波醇肉豆蔻酸乙酸酯(PMA)诱导的小鼠耳肿胀的试验中,丹参脂溶性提取物给药5小时后测量小鼠耳部厚度,结果显示口服给药对耳部水肿无明显改善,但不同剂量的外用给药均可显著改善耳部水肿。另一项研究采用角叉菜胶注射诱导的小鼠足肿胀模型评估了隐丹参酮的抗炎作用,造模前采用隐丹参酮预处理试验大鼠(每天2次,共3天),结果显示隐丹参酮可剂量依赖性地减轻大鼠爪部水肿。此外,在采用 TNBS 诱导的结肠炎模型中,丹参酮 II_A 可显著减轻 TNBS 造成的结肠损伤程度,以及结肠黏膜中 TNF-α 和 IL-1β 的浓度。

迷迭香酸可剂量依赖性地抑制角叉菜胶致小鼠足肿胀,显示出抗炎作用。迷迭香酸还可抑制痤疮丙酸杆菌诱导的 THP-1 细胞 IL-8 的表达,但不抑制 IL-1β 和 TNF-α 的表达。Zhou 等人报道迷迭香酸可以抑制 IL-1β 的表达,以及聚肌细胞苷酸诱发人表皮角质形成细胞炎症产生的其他促炎性细胞因子如 IL-6、IL-8 和 TNF-α 的表达。

五、黄芩

黄芩为唇形科植物黄芩（*Scutellaria baicalensis* Georgi）的根茎。目前已鉴定出 290 多种化合物，具有丰富的生物活性。目前已确定的化合物种类包括黄酮类、苯乙醇苷类、环烯醚萜苷、二萜类、三萜类、生物碱和挥发油。其中，含量最丰富的化合物有黄芩苷、黄芩素、汉黄芩苷和汉黄芩素。Dinda 等人的综述提到黄芩苷和黄芩素在许多疾病模型中均显示有抗氧化和抗炎的作用。此外，黄芩的有效成分还有抑菌和抗病毒作用。

1. 抗炎作用

Mir-Palomo 等人在黄芩苷给药载体研究中发现，与地塞米松相比，黄芩苷纳米囊对 TPA 诱导的小鼠炎症和皮肤损伤的改善更大。黄芩苷的抗炎作用也已经在 2,4- 二硝基氟苯（DNFB）诱导的接触性超敏反应炎症模型和小鼠银屑病模型中得到了证实，3% 和 5% 黄芩苷可减轻炎症模型小鼠的耳部肿胀，且所有剂量（1%、3% 和 5%）的黄芩苷治疗 48 小时后均可减轻耳部炎症肿胀；然而报道提到其抗炎效果弱于他克莫司软膏。1% 和 3% 黄芩苷可使银屑病模型小鼠表皮产生显著分化，并可剂量依赖性地促进表皮角化。

Tsai 等人对黄酮类抗炎作用的研究结果显示，黄芩的乙酸乙酯提取物可剂量依赖性地减少热灭活痤疮丙酸杆菌引起的 IL-8 和 IL-1β 的产生。对该提取物进行分析鉴定，已确定七种已知的黄酮。其中，汉黄芩素对 IL-8 和 IL-1β 的抑制作用最强。在减轻耳部炎症肿胀和抑制痤疮丙酸杆菌诱导炎症产生的 IL-6 和 TNF-α 方面，所有黄酮的作用相似。

次黄芩苷为黄芩中的另一种化合物，也具有抗炎作用。在 LPS 刺激的 RAW264.7 细胞中，次黄芩苷可浓度依赖性抑制 NO 的产生和 PGE_2 的表达，在浓度为 50μmol/L 抑制作用最大。同时，更高剂量的次黄芩苷可减少 TNF-α 和 IL-6α 的产生。此外，次黄芩苷还可浓度依赖性地抑制 iNOS、

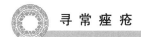

COX2、TNF-α 的上调和 LPS 诱导的 IL-6 mRNA 的表达。

2. 其他相关作用

黄芩苷也被证实有影响脂肪合成的作用。在雄性仓鼠耳垂皮脂腺中,黄芩苷、黄芩素和汉黄芩素均可抑制脂肪合成。其中,次黄芩素的作用最强。

六、金银花

金银花(*Lonicera japonica* Thunb.)来源于忍冬科植物,Shang 等人的综述提及目前在金银花中已确定了 140 多种化合物,其中含有多种挥发油、黄酮、三萜皂苷类、有机酸和环烯醚萜类化合物。主要作用包括抗炎、抗菌、抗病毒、抗氧化和降血脂。

1. 抑菌作用

有研究已证实金银花乙醇提取物对金黄色葡萄球菌、表皮葡萄球菌、大肠埃希菌,白念珠菌和热带念珠菌有抑制作用。琼脂扩散试验显示,金银花乙醇提取物对细菌生长有抑制作用,其作用大小与测试的菌落大小有关。金银花叶含有酚类化合物,由于酚类化合物有很明显的抑菌作用,因此对金黄色葡萄球菌和大肠埃希菌具有抑制作用。在一种新的给药载体评价研究中,Yang 等人发现适当浓度的金银花水溶性纳米银提取物有抑菌作用,且纳米银颗粒与水溶性金银花提取物结合后产生的抑菌作用较两者单独使用更强。这可能是由于纳米银颗粒破坏了细胞膜的完整性,以便金银花提取物进入细菌体。但这一发现是否也适用于痤疮丙酸杆菌则尚未确定。

2. 抗炎作用

金银花提取物的抗炎作用已在实验研究中得到证实。一项研究提示,与对照组相比,每日使用金银花乙醇提取物治疗 15 天可加速小鼠伤口愈合,其作用类似于呋喃西林,实验组小鼠治疗 15 天后伤口完全愈合。此外,在巴豆油或花生四烯酸诱导的小鼠耳肿胀模型中,实验组造模前注射金银花单宁和皂苷提取物可显著减轻耳部肿胀,其效果与双氯芬酸类似,而且在不同因素诱发的水肿中抗炎效果接近。在用胰蛋白酶或胰蛋白酶激活受体诱导的小鼠足肿胀模型中,与对照组相比,实验组造模前口服金银花水溶性提取物可显著减轻足肿胀，且其抗炎作用在两种模型中相似。

七、连翘

连翘［*Forsythia suspensa*（Thunb.）Vahl］是木犀科植物连翘的干燥果实。连翘中含有挥发油、苯乙醇苷类、乙基环己醇苷类、木脂素类、三萜类和香豆素。其中，主要活性成分是酚类化合物，包括连翘脂苷 A、连翘苷和芦丁。一篇有关清热类中药的综述提到连翘对大肠埃希菌、金黄色葡萄球菌、枯草芽孢杆菌、变异链球菌和牙龈卟啉单胞菌显示出较强的抑制作用。

1. 抑菌作用

一项研究检测了连翘中连翘酯苷和连翘苷对大肠埃希菌、金黄色葡萄球菌、铜绿假单胞菌的抗菌作用。结果显示连翘酯苷具有较好的抗菌活性，对金黄色葡萄球菌的 MIC（最低抑菌浓度）较四环素更低。但连翘苷对三类细菌未显示出任何抗菌活性。

2. 抗炎作用

连翘在体外试验中已被证明有抗炎作用。一项利用小鼠足肿胀模型的研究显示，与对照组相比，造模前使用连翘甲醇提取物预处理，可减轻角叉菜胶注射诱导的足肿胀；在角叉菜胶分别以 1g/kg 的剂量注射三小时后和以 3g/kg 的剂量注射一小时后，小鼠足肿胀明显减轻，且未出现任何毒性反应。

两项研究通过小鼠特应性皮炎模型评价了连翘的抗炎作用。一项研究使用外用粉尘螨提取［*Dermatophagoides farinae*（mite）extract，DfE］诱导特应性皮炎样病变，每周两次，共三周。从造模第 7 天开始实验组每日采用连翘提取物治疗，至观察结束时实验组小鼠皮炎严重程度评分明显降低；另外，实验组小鼠耳部肿胀也有减轻，且组织病理学观察显示炎症细胞浸润较对照组少。另一项研究采用连翘每日治疗，从造模第 11 天开始到第 34 天。研究结果显示实验组小鼠皮炎严重程度评分降低，耳部肿胀减轻；组织病理学观察显示炎症细胞浸润减少，角化过度减轻；且 HaCaT 细胞的细胞活性未受到影响。

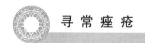

八、蒲公英

蒲公英的主要来源有菊科植物蒲公英（*Taraxacum mongolicum* Hand. -Mazz.）、碱地蒲公英（*Taraxacum borealisinense* Kitam.）或同属数种植物。其根、花和叶均可入药，主要用于病毒性传染病，皮肤病如痤疮、单纯疱疹、麻疹以及糖尿病，炎症性疾病。在高效液相色谱法/质谱研究中，已确定蒲公英含有 32 种可清除自由基的化合物，而蒲公英地上部分含有 24 种次级代谢产物。目前已确定的化合物包括黄酮类、倍半萜类、鞘脂类、甘油、三萜类化合物和甾醇类。酚类化合物、黄酮类、木脂素类是蒲公英的主要活性成分。

关于蒲公英的药理特性研究主要集中在碱地蒲公英（*Taraxacum borealisinense*），而针对蒲公英（*Taraxacum mongolicum*）的研究相对较少。不同种属蒲公英所含的化学成分差异尚不明确。一些研究显示蒲公英有抗氧化和抗炎作用，还有抗乙型肝炎病毒作用。

抗炎作用

在肺部炎症模型（LPS 诱导的 BALB/c 小鼠急性肺损伤模型）的体内外研究中，蒲公英水提取物预处理可显著降低实验组小鼠 BALF 中白细胞和中性粒细胞计数。此外，蒲公英可浓度依赖性下调 TNF-α、IL-1β 和 IL-6 的水平。组织病理学观察显示炎症严重程度得到缓解。

两项研究对碱地蒲公英中有机酸类成分的作用进行了评价。结果显示，无论是在 LPS 诱导的 ICR 小鼠急性气管支气管炎模型还是在人支气管上皮细胞中，有机酸类成分均可降低 IL-1β 和 TNF-α 的水平，并抑制 NO 的产生。此外，蒲公英中的桉叶内酯类成分也有抗炎作用，在 LPS 诱导 RAW 264.7 细胞炎症模型中可剂量依赖性地抑制 NO 的产生。

九、桑白皮

桑白皮（*Morus alba* L.）为桑科植物桑的干燥根皮。目前在桑白皮中已确定 150 多种化合物,桑的果实中化合物的含量最多。桑白皮中已确定的化合物有葸类、黄酮类、二苯乙烯类类和香豆素类。现有实验研究对多种化合物的作用进行了观察,包括桑皮苷 A、桑辛素 M、桑黄酮 G、黄酮类化合物和氧化白藜芦醇。一些相关综述也对桑白皮的各种药理作用进行了梳理汇总,主要包括抗菌、抗氧化、抗炎和抗高脂血症作用。

抗炎作用

体内研究已证实桑白皮乙醇提取物、桑皮苷 A 和氧化白藜芦醇有抗炎作用。在角叉菜胶注射诱导的大鼠足肿胀模型中,桑皮苷 A 和氧化白藜芦醇可剂量依赖性地抑制大鼠足肿胀。在角叉菜胶诱导的气囊炎症模型中,桑叶乙醇提取物显示出抗炎作用。试验第 1 天和第 5 天于大鼠皮下注射无菌空气,第 7 天向气囊内注入角叉菜胶,1 小时后乙醇提取物口服给药。结果显示不同浓度的乙醇提取物均可减少白细胞迁移;且在较高剂量下,其效果与吲哚美辛相比无统计学差异。腹腔注射的毒性小于口服给药。采用实验组与对照组的变化百分比衡量抗炎效果,结果显示氧化白藜芦醇优于桑皮苷 A。两种化合物与对照组相比均可减轻足肿胀,但效果均不如吲哚美辛。

桑白皮常用于咳嗽和上呼吸道疾病的治疗,因此大多数实验研究都集中在肺部炎症方面。在 LPS 诱导的呼吸道炎症动物模型中,已确定桑白皮中类黄酮和桑枝中桑辛素 M 的作用,两者可显著减少 BALF 中的细胞总数。体内试验表明,桑白皮乙醇提取物可降低 BALF 中 TNF-α 的水平,且组织病理学观察显示上皮增生和肺泡腔变窄得到抑制。桑黄酮 G 和黄酮类化合物可剂量依赖性地抑制 LPS 处理的 MH-S 细胞(小鼠肺泡巨噬细胞系)中 NO 的产生。桑黄酮 E 在 100μmol/L 时具有细胞毒性。桑白皮可能通过桑黄酮 G 和黄酮类化合物发挥抗炎作用。肺部组织病理学观察显示桑辛素 M 还可减少肺泡壁厚度,减轻细胞浸润和肺泡腔变窄程度。

另一项研究采用卵清蛋白诱导小鼠建立过敏性哮喘模型观察桑黄酮 G 的作用。在造模期间(给予桑黄酮 G,每日 1 次,连续 7 天),可显著减少 BALF 中的总细胞计数,并且相应地减少肺组织的病理变化。

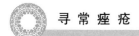

十、生地黄

生地黄（*Rehmannia glutinosa* Libosch.）为玄参科植物地黄的块根。目前已分离鉴定 140 余种化合物,包括单萜类、三萜类、类黄酮苷、酚酸苷、苯乙醇苷类、木脂素类和地黄多糖。其中,环烯醚萜苷类如梓醇、二氢卡他醇和糖苷 A 和地黄多糖是地黄中的主要活性成分。甘油三酸酯,如月桂酸和棕榈酸的药理作用也有实验研究支持。现有文献综述对地黄的药理作用进行了总结,主要集中在内分泌、糖代谢和抗肿瘤方面。

1. 抑菌作用

部分研究表明地黄对痤疮丙酸杆菌有抗菌作用。在小鼠耳肿胀模型中,月桂酸表现出的抑菌活性较另一种地黄化合物癸酸更强。耳厚度测量和耳活检表明,月桂酸可显著减轻痤疮丙酸杆菌引起的炎症反应。此外,月桂酸对聚集型痤疮丙酸杆菌的抑制作用比癸酸更强。月桂酸和癸酸可显著抑制人 SZ95 细胞中痤疮丙酸杆菌引起的 IL-8 和 IL-6 产生,以及单核细胞 THP 中痤疮丙酸杆菌诱导的 IL-8 和 TNF-α 的产生。上述结果均表明月桂酸有抑菌抗炎作用。另有研究报道月桂酸比过氧化苯甲酰的 MIC 浓度低 15 倍。月桂酸的最小抑菌浓度（MBC）约为 $60\mu g/ml$,且对细胞活力无影响。在小鼠耳肿胀模型中,月桂酸可减轻耳部肿胀和减少痤疮丙酸杆菌的定植,而且组织病理学检查显示月桂酸未引发任何细胞凋亡。一项对月桂酸脂质体药物递送系统的研究发现月桂酸在体外试验中仍可完全杀死痤疮丙酸杆菌。

2. 抗炎作用

地黄叶和地黄根提取物被检测出有抗氧化和抗炎活性。地黄的乙醇提取物可抑制 COX1 的活性但不影响 12- 脂肪氧合酶,因此不应低估地黄的长效抗炎作用。另一项研究显示地黄的甲醇提取物对血浆脂质过氧化无影响,但可以减少血浆脂质的自体过氧化。另外,有研究发现地黄中的棕榈酸在人嗜中性粒细胞中可剂量依赖性地抑制过氧化氢的产生,但不影响 O_2 和 OH· 的产生。这表明棕榈酸可直接清除 H_2O_2,而不是通过抑制嗜中性粒细胞的代谢来减少 ROS。

十一、常用中药的药理作用总结

本章纳入的 10 种中药均有抗炎作用,其中白花蛇舌草、丹参、金银花、连翘和生地黄也被部分研究提及具有抑菌作用。此外,部分中药还有抗氧化和抗油脂等与痤疮治疗相关的药理作用。虽然目前尚未有痤疮的动物模型研究,但借助其他皮肤病的实验模型研究仍可为寻常痤疮常用中药的药理作用提供一定的依据。皮肤炎症和痤疮丙酸杆菌定植是痤疮的重要发病机制,而上述大部分常用中药均有不同程度的抗炎、抑菌作用,这些实验结果有一定的临床指导意义,临床医生在选择内服或者外用疗法治疗痤疮时可参考上述结论。

新的药物释放途径和给药模式的研究为今后的中药研究提供了一条重要途径。部分研究通过对中药有效成分的释放和给药方式的研究优化了中药的药理作用。例如,金银花水溶性提取物在纳米银颗粒中释放后产生的抑菌作用比单纯金银花水溶性提取物更强。这些研究提供了新的中药有效成分给药方式,为今后的中药研究提供了新方向。

参 考 文 献

1. ZHOU J, XIE G, YAN X. Encyclopedia of traditional Chinese medicine: molecular structures, pharmacological activities, natural sources and applications [M]. Berlin: Springer, 2011.

2. BENSKY D, CLAVEY S, STOGER E. Chinese herbal medicine materia medica [M]. 3rd ed. Seattle: Eastland Press, Inc, 2004.

3. CHEN R, HE J, TONG X, et al. The *Hedyotis diffusa* Willd.(Rubiaceae): a review on phytochemistry, pharmacology, quality control and pharmacokinetics [J]. Molecules, 2016, 21 (6): 710.

4. LIU E H, ZHOU T, LI G B, et al. Characterization and identification of iridoid glucosides, flavonoids and anthraquinones in *Hedyotis diffusa* by high-performance liquid chromatography/electrospray ionization tandem mass spectrometry [J]. Journal of Separation Science, 2012, 35 (2): 263-272.

5. YANG T, YANG Y H, YANG J Y, et al. Fingerprint of *Hedyotis diffusa* Willd. by HPLC-MS [J]. Phytochemical Analysis, 2008, 19 (6): 487-492.

6. FU S, SUN C, TAO X, et al. Anti-inflammatory effects of active constituents extracted

from Chinese medicinal herbs against *Propionibacterium acnes* [J]. Natural Product Research, 2012, 26 (18): 1746-1749.

7. TAN H, SONAM T, SHIMIZU K. The potential of triterpenoids from loquat leaves (*Eriobotrya japonica*) for prevention and treatment of skin disorder [J]. International Journal of Molecular Sciences, 2017, 18 (5): 1030.

8. WECKESSER S, ENGEL K, SIMON-HAARHAUS B, et al. Screening of plant extracts for antimicrobial activity against bacteria and yeasts with dermatological relevance [J]. Phytomedicine, 2007, 14 (7-8): 508-516.

9. SHARMA R, KISHORE N, HUSSEIN A, et al. Antibacterial and anti-inflammatory effects of *Syzygium jambos* L.(Alston) and isolated compounds on acne vulgaris [J]. BMC Complementary and Alternative Medicine, 2013, 13: 292.

10. MANEZ S, RECIO M C, GINER R M, et al. Effect of selected triterpenoids on chronic dermal inflammation [J]. European Journal of Pharmacology, 1997, 334 (1): 103-105.

11. CHANG T N, DENG J S, CHANG Y C, et al. Ameliorative effects of scopoletin from *Crossostephium chinensis* against inflammation pain and its mechanisms in mice [J/OL]. Evidence-based Complementary and Alternative Medicine, 2012, 2012: 595603. (2012-09-06)[2022-06-17]. https://pubmed. ncbi. nlm. nih. gov/22991572/. DOI: 10. 1155/2012/595603.

12. IKEDA Y, MURAKAMI A, NISHIZAWA T, et al. Ursolic acid enhances cyclooxygenases and tumor necrosis factor-alpha expression in mouse skin [J]. Bioscience, Biotechnology, and Biochemistry, 2006, 70 (4): 1033-1037.

13. IKEDA Y, MURAKAMI A, OHIGASHI H. Ursolic acid promotes the release of macrophage migration inhibitory factor via ERK2 activation in resting mouse macrophages [J]. Biochemical Pharmacology, 2005, 70 (10): 1497-1505.

14. YOU H J, CHOI C Y, KIM J Y, et al. Ursolic acid enhances nitric oxide and tumor necrosis factor-alpha production via nuclear factor-kappa B activation in the resting macrophages [J]. FEBS Letters, 2001, 509 (2): 156-160.

15. SEKI T, MOROHASHI M. Effect of some alkaloids, flavonoids and triterpenoids, contents of Japanese-Chinese traditional herbal medicines, on the lipogenesis of sebaceous glands [J]. Skin Pharmacology, 1993, 6 (1): 56-60.

16. PARKER S, MAY B, ZHANG C, et al. A pharmacological review of bioactive constituents of *Paeonia lactiflora* Pallas and *Paeonia veitchii* Lynch [J]. Phytotherapy Research, 2016, 30 (9): 1445-1473.

17. XU S, YANG L, TIAN R, et al. Species differentiation and quality assessment of Radix Paeoniae Rubra (Chi-shao) by means of high-performance liquid chromatographic fingerprint [J]. Journal of Chromatography A, 2009, 1216 (11): 2163-2168.

18. HE C N, PENG Y, ZHANG Y C, et al. Phytochemical and biological studies of paeoniaceae [J]. Chemistry & Biodiversity, 2010, 7 (4): 805-838.

19. LI S L, SONG J Z, CHOI F F, et al. Chemical profiling of Radix Paeoniae evaluated by ultra-performance liquid chromatography/photo-diode-array/quadrupole time-

of-flight mass spectrometry [J]. Journal of Pharmaceutical and Biomedical Analysis, 2009, 49 (2): 253-266.

20. HE D Y, DAI S M. Anti-inflammatory and immunomodulatory effects of *Paeonia lactiflora* Pall., a traditional chinese herbal medicine [J]. Frontiers in Pharmacology, 2011, 2: 10.

21. CHOI M R, CHOI D K, SOHN K C, et al. Inhibitory effect of *Paeonia lactiflora* Pallas extract (PE) on poly (I: C)-induced immune response of epidermal keratinocytes [J]. International Journal of Clinical and Experimental Pathology, 2015, 8 (5): 5236-5241.

22. SUN Y, ZHANG J, HUO R, et al. Paeoniflorin inhibits skin lesions in imiquimod-induced psoriasis-like mice by downregulating inflammation [J]. International Immunopharmacology, 2015, 24 (2): 392-399.

23. CHEN T, GUO Z P, JIAO X Y, et al. Peoniflorin suppresses tumor necrosis factor-alpha induced chemokine production in human dermal microvascular endothelial cells by blocking nuclear factor-kappaB and ERK pathway [J]. Archives of Dermatological Research, 2011, 303 (5): 351-360.

24. ZHANG L, LIU H, QIN L, et al. Global chemical profiling based quality evaluation approach of rhubarb using ultra performance liquid chromatography with tandem quadrupole time-of-flight mass spectrometry [J]. Journal of Separation Science, 2015, 38 (3): 511-522.

25. DHAWAN B N. WHO monographs on selected medicinal plants [M]. World Health Organization, 1999.

26. WANG Z, WANG D, ZHENG S, et al. Ultra-performance liquid chromatography-quadrupole\time-of-flight mass spectrometry with multivariate statistical analysis for exploring potential chemical markers to distinguish between raw and processed Rheum palmatum [J]. BMC Complementary and Alternative Medicine, 2014, 14: 302.

27. ZHANG R Z, QIU H, WANG N, et al. Effect of *Rheum palmatum* L. on NF-kappaB signaling pathway of mice with acute liver failure [J]. Asian Pacific Journal of Tropical Medicine, 2015, 8 (10): 841-847.

28. CHU X, WEI M, YANG X, et al. Effects of an anthraquinone derivative from *Rheum officinale* Baill, emodin, on airway responses in a murine model of asthma [J]. Food and Chemical Toxicology, 2012, 50 (7): 2368-2375.

29. HWANG J K, NOH E M, MOON S J, et al. Emodin suppresses inflammatory responses and joint destruction in collagen-induced arthritic mice [J]. Rheumatology. 2013, 52 (9): 1583-1591.

30. YANG Z, ZHOU E, WEI D, et al. Emodin inhibits LPS-induced inflammatory response by activating PPAR-gamma in mouse mammary epithelial cells [J]. International Immunopharmacology, 2014, 21 (2): 354-360.

31. LIU L, GUO Z, LV Z, et al. The beneficial effect of *Rheum tanguticum* polysaccharide on protecting against diarrhea, colonic inflammation and ulceration in rats with TNBS-induced colitis: the role of macrophage mannose receptor in inflammation and immune response [J]. International Immunopharmacology, 2008, 8 (11): 1481-1492.

32. SU C Y, MING Q L, RAHMAN K, et al. Salvia miltiorrhiza: Traditional medicinal uses, chemistry, and pharmacology [J]. Chinese Journal of Natural Medicines, 2015, 13 (3): 163-182.

33. MA S, ZHANG D, LOU H, et al. Evaluation of the anti-inflammatory activities of tanshinones isolated from *Salvia miltiorrhiza* var. alba roots in THP-1 macrophages [J]. Journal of Ethnopharmacology, 2016, 188: 193-199.

34. BUDHIRAJA A, DHINGRA G. Development and characterization of a novel antiacne niosomal gel of rosmarinic acid [J]. Drug Delivery, 2015, 22 (6): 723-730.

35. LI M, ZHANG L, CAI R L, et al. Lipid-soluble extracts from *Salvia miltiorrhiza* inhibit production of LPS-induced inflammatory mediators via NF-kappaB modulation in RAW 264. 7 cells and perform antiinflammatory effects in vivo [J]. Phytotherapy Research, 2012, 26 (8): 1195-1204.

36. JIN D Z, YIN L L, JI X Q, et al. Cryptotanshinone inhibits cyclooxygenase-2 enzyme activity but not its expression [J]. European Journal of Pharmacology, 2006, 549 (1-3): 166-172.

37. BAI A, LU N, GUO Y, et al. Tanshinone II$_A$ ameliorates trinitrobenzene sulfonic acid (TNBS)-induced murine colitis [J]. Digestive Diseases and Sciences, 2008, 53 (2): 421-428.

38. ROCHA J, EDUARDO-FIGUEIRA M, BARATEIRO A, et al. Anti-inflammatory effect of rosmarinic acid and an extract of *Rosmarinus officinalis* in rat models of local and systemic inflammation [J]. Basic & Clinical Pharmacology & Toxicology, 2015, 116 (5): 398-413.

39. TSAI T H, CHUANG L T, LIEN T J, et al. *Rosmarinus officinalis* extract suppresses *Propionibacterium acnes*-induced inflammatory responses [J]. Journal of Medicinal Food, 2013, 16 (4): 324-333.

40. ZHOU M W, JIANG R H, KIM K D, et al. Rosmarinic acid inhibits poly (I: C)-induced inflammatory reaction of epidermal keratinocytes [J]. Life Sciences, 2016, 155: 189-194.

41. SHANG X, HE X, HE X, et al. The genus *Scutellaria* an ethnopharmacological and phytochemical review [J]. Journal of Ethnopharmacology, 2010, 128 (2): 279-313.

42. QIAO X, LI R, SONG W, et al. A targeted strategy to analyze untargeted mass spectral data: Rapid chemical profiling of *Scutellaria baicalensis* using ultra-high performance liquid chromatography coupled with hybrid quadrupole orbitrap mass spectrometry and key ion filtering [J]. Journal of Chromatography A, 2016, 1441: 83-95.

43. DINDA B, DINDA S, DASShARMA S, et al. Therapeutic potentials of baicalin and its aglycone, baicalein against inflammatory disorders [J]. European Journal of Medicinal Chemistry, 2017, 131: 68-80.

44. MIR-PALOMO S, NACHER A, DIEZ-SALES O, et al. Inhibition of skin inflammation by baicalin ultradeformable vesicles [J]. International Journal of Pharmaceutics, 2016, 511 (1): 23-29.

45. WU J, LI H, LI M. Effects of baicalin cream in two mouse models: 2, 4-dinitrofluorobenzene-induced contact hypersensitivity and mouse tail test for psoriasis [J]. International Journal of Clinical and Experimental Medicine, 2015, 8 (2): 2128-2137.

46. TSAI P J, HUANG W C, HSIEH M C, et al. Flavones isolated from Scutellariae Radix suppress *Propionibacterium acnes*-induced cytokine production in vitro and in vivo [J]. Molecules. 2015, 21 (1): 15.

47. YANG Y Z, TANG Y Z, LIU Y H. Wogonoside displays anti-inflammatory effects through modulating inflammatory mediator expression using RAW264. 7 cells [J]. Journal of Ethnopharmacology, 2013, 148 (1): 271-276.

48. SHANG X, PAN H, LI M, et al. *Lonicera japonica* Thunb.: ethnopharmacology, phytochemistry and pharmacology of an important traditional Chinese medicine [J]. Journal of Ethnopharmacology, 2011, 138 (1): 1-21.

49. CHEN W C, LIOU S S, TZENG T F, et al. Wound repair and anti-inflammatory potential of *Lonicera japonica* in excision wound-induced rats [J]. BMC Complementary and Alternative Medicine, 2012, 12: 226.

50. XIONG J, LI S, WANG W, et al. Screening and identification of the antibacterial bioactive compounds from *Lonicera japonica* Thunb. leaves [J]. Food Chemistry, 2013, 138 (1): 327-333.

51. YANG L, AGUILAR Z P, QU F, et al. Enhanced antimicrobial activity of silver nanoparticles—*Lonicera japonica* Thunb. combo [J]. IET Canobiotechnology, 2016, 10 (1): 28-32.

52. RYU K H, RHEE H I, KIM J H, et al. Anti-inflammatory and analgesic activities of SKLJI, a highly purified and injectable herbal extract of *Lonicera japonica* [J]. Bioscience, Biotechnology, and Biochemistry, 2010, 74 (10): 2022-2028.

53. TAE J, HAN S W, YOO J Y, et al. Anti-inflammatory effect of *Lonicera japonica* in proteinase-activated receptor 2-mediated paw edema [J]. Clinica Chimica Acta, 2003, 330 (1-2): 165-171.

54. FANG X, WANG Y, WANG J, et al. Microwave-assisted extraction followed by RP-HPLC for the simultaneous extraction and determination of forsythiaside A, rutin, and phillyrin in the fruits of Forsythia suspensa [J]. Journal of Separation Science, 2013, 36 (16): 2672-2679.

55. MULUYE R A, BIAN Y, ALEMU P N. Anti-inflammatory and antimicrobial effects of heat-clearing Chinese herbs: a current review [J]. Journal of Traditional and Complementary Medicine [J], 2014, 4 (2): 93-98.

56. QU H, ZHANG Y, WANG Y, et al. Antioxidant and antibacterial activity of two compounds (forsythiaside and forsythin) isolated from Forsythia suspensa [J]. The Journal of Pharmacy and Pharmacology, 2008, 60 (2): 261-266.

57. JUNG H W, MAHESH R, LEE J G, et al. Pinoresinol from the fruits of *Forsythia koreana* inhibits inflammatory responses in LPS-activated microglia [J]. Neuroscience Letters, 2010, 480 (3): 215-220.

58. KANG H S, LEE J Y, KIM C J. Anti-inflammatory activity of arctigenin from Forsythiae fructus [J]. Journal of Ethnopharmacology, 2008, 116 (2): 305-312.

59. OZAKI Y, RUI J, TANG Y, et al. Antiinflammatory effect of *Forsythia suspensa* Vahl and its active fraction [J]. Biological & Pharmaceutical Bulletin, 1997, 20 (8): 861-864.

60. SUNG Y Y, LEE A Y, KIM H K. *Forsythia suspensa* fruit extracts and the constituent matairesinol confer anti-allergic effects in an allergic dermatitis mouse model [J]. Journal of Ethnopharmacology, 2016a, 187: 49-56.

61. SUNG Y Y, YOON T, JANG S, et al. *Forsythia suspensa* suppresses house dust mite

extract-induced atopic dermatitis in NC/Nga mice [J]. PloS One, 2016b, 11 (12): e0167687.

62. CHAUDHARY M, HE Q, CHENG Y, et al. Ethnobotany of medicinal plants from Tian Mu Shan Biosphere Reserve, Zhejiang-Province, China [J]. Asian Journal of Plant Sciences, 2006, 5 (4): 646-653.

63. SHI S, ZHAO Y, ZHOU H, et al. Identification of antioxidants from *Taraxacum mongolicum* by high-performance liquid chromatography-diode array detection-radical-scavenging detection-electrospray ionization mass spectrometry and nuclear magnetic resonance experiments [J]. Journal of Chromatography A, 2008a, 1209 (1-2): 145-152.

64. LI W, LEE C, KIM Y H, et al. Chemical constituents of the aerial part of *Taraxacum mongolicum* and their chemotaxonomic significance [J]. Natural Product Research, 2017, 28: 1-5.

65. MARTINEZ M, POIRRIER P, CHAMY R, et al. *Taraxacum officinale* and related species—an ethnopharmacological review and its potential as a commercial medicinal plant [J]. Journal of Ethnopharmacology, 2015, 169: 244-262.

66. KIM Y H, CHOO S J, RYOO I J, et al. Eudesmanolides from *Taraxacum mongolicum* and their inhibitory effects on the production of nitric oxide [J]. Archives of Pharmacal Research, 2011, 34 (1): 37-41.

67. JIA Y Y, GUAN R F, WU Y H, et al. Taraxacum mongolicum extract exhibits a protective effect on hepatocytes and an antiviral effect against hepatitis B virus in animal and human cells [J]. Molecular Medicine Reports, 2014 Ap, 9 (4): 1381-1387.

68. MA C, ZHU L, WANG J, et al. Anti-inflammatory effects of water extract of *Taraxacum mongolicum* hand.-Mazz on lipopolysaccharide-induced inflammation in acute lung injury by suppressing PI3K/Akt/mTOR signaling pathway [J]. Journal of Ethnopharmacology, 2015, 168: 349-355.

69. YANG N, DONG Z, TIAN G, et al. Protective effects of organic acid component from *Taraxacum mongolicum* Hand.-Mazz. against LPS-induced inflammation: regulating the TLR4/IKK/NF-kappa B signal pathway [J]. Journal of Ethnopharmacology, 2016b, 194: 395-402.

70. YANG N, LI C, TIAN G, et al. Organic acid component from *Taraxacum mongolicum* Hand.-Mazz alleviates inflammatory injury in lipopolysaccharide-induced acute tracheobronchitis of ICR mice through TLR4/NF-kappa B signaling pathway [J]. International Immunopharmacology, 2016a, 34: 92-100.

71. CHAN E W, LYE P Y, WONG S K. Phytochemistry, pharmacology, and clinical trials of *Morus alba* [J]. Chinese Journal of Natural Medicines, 2016, 14 (1): 17-30.

72. DEVI B, SHARMA N, KUMAR D, et al. *Morus alba* Linn: A phytopharmacological review [J]. International Journal of Pharmacy and Pharmaceutical Sciences, 2013, 5 (2): 14-18.

73. YANG Y, TAN Y X, CHEN R Y, et al. The latest review on the polyphenols and their bioactivities of Chinese Morus plants [J]. Journal of Asian Natural Products Research, 2014, 16 (6): 690-702.

74. OLIVEIRA A M, NASCIMENTO M F, FERREIRA M R, et al. Evaluation of acute

toxicity, genotoxicity and inhibitory effect on acute inflammation of an ethanol extract of *Morus alba* L.(Moraceae) in mice [J]. Journal of Ethnopharmacology, 2016, 194: 162-168.

75. CHUNG K O, KIM B Y, LEE M H, et al. In-vitro and in-vivo anti-inflammatory effect of oxyresveratrol from *Morus alba* L.[J]. The Journal of Pharmacy and Pharmacology, 2003, 55 (12): 1695-1700.

76. LIM H J, JIN H G, WOO E R, et al. The root barks of Morus alba and the flavonoid constituents inhibit airway inflammation [J]. Journal of Ethnopharmacology, 2013, 149 (1): 169-175.

77. LEE J H, KO H J, WOO E R, et al. Moracin M inhibits airway inflammation by interrupting the JNK/c-Jun and NF-kappa B pathways in vitro and in vivo [J]. European Journal of Pharmacology, 2016, 783: 64-72.

78. JUNG H W, KANG S Y, KANG J S, et al. Effect of Kuwanon G isolated from the root bark of *Morus alba* on ovalbumin-induced allergic response in a mouse model of asthma [J]. Phytotherapy Research, 2014, 28 (11): 1713-1719.

79. LIU C, MA R, WANG L, et al. Rehmanniae Radix in osteoporosis: a review of traditional Chinese medicinal uses, phytochemistry, pharmacokinetics and pharmacology [J]. Journal of Ethnopharmacology, 2017, 198: 351-362.

80. ZHANG R X, LI M X, JIA Z P. *Rehmannia glutinosa*: review of botany, chemistry and pharmacology [J]. Journal of Ethnopharmacology, 2008, 117 (2): 199-214.

81. HUANG W C, TSAI T H, CHUANG L T, et al. Anti-bacterial and anti-inflammatory properties of capric acid against *Propionibacterium acnes*: a comparative study with lauric acid [J]. Journal of Dermatological Science, 2014, 73 (3): 232-240.

82. NAKATSUJI T, KAO M C, FANG J Y, et al. Antimicrobial property of lauric acid against *Propionibacterium acnes*: its therapeutic potential for inflammatory acne vulgaris [J]. The Journal of Investigative Dermatology, 2009, 129 (10): 2480-2488.

83. YANG D, PORNPATTANANANGKUL D, NAKATSUJI T, et al. The antimicrobial activity of liposomal lauric acids against *Propionibacterium acnes* [J]. Biomaterials, 2009, 30 (30): 6035-6040.

84. PIATCZAK E, KUZMA L, PORADA W, et al. Evaluation of antioxidant properties of methanolic extracts from leaves and roots of *Rheumannia glutinosa* Libosch. in human blood [J]. Acta Poloniae Pharmaceutica, 2015, 72 (4): 777-783.

85. PRIETO J M, RECIO M C, GINER R M, et al. Influence of traditional Chinese anti-inflammatory medicinal plants on leukocyte and platelet functions [J]. The Journal of Pharmacy and Pharmacology, 2003, 55 (9): 1275-1282.

86. AKAMATSU H, NIWA Y, MATSUNAGA K. Effect of palmitic acid on neutrophil functions in vitro [J]. International Journal of Dermatology, 2001, 40 (10): 640-643.

第七章 针灸治疗寻常痤疮的临床研究证据

导语:本章主要对针灸治疗痤疮的临床试验证据进行疗效、安全性以及证据质量评价。我们根据研究设计和针灸疗法类型的不同分别呈现研究结果。如果研究数量足够,我们将报告其 Meta 分析和 GRADE 证据质量评价结果。

广义的针灸包括一系列通过刺激穴位,纠正能量失衡,从而恢复身体健康的疗法。刺激穴位的方法包括:

- 针刺:将针灸针刺入穴位,包括普通针刺(传统针刺行针)、电针(在传统针刺疗法中加入电刺激)等。
- 耳针/耳穴压豆:用短毫针针刺、药豆粘贴或其他方法刺激耳穴。
- 火针:用特制的针具经加热烧红后,快速刺入身体特定部位或腧穴。
- 埋线:是以线代针,将可吸收性外科缝合线埋在穴位内。
- 穴位注射:在穴位内注入药物,包括中药注射液、西药、生理盐水。

这些疗法大多起源久远,但也有几种是 20 世纪才出现的新技术,如耳穴治疗、穴位注射疗法。每个纳入的研究均以字母和数字的组合来编号,例如:针灸研究用 A 表示,A1,A2,A3……。本章末附"纳入研究文献"列表。

一、现有系统评价证据

检索出的两篇系统评价分别纳入了 17 项和 28 项 RCT 研究,治疗组措施包括针刺、耳针、火针、艾灸、拔罐、穴位敷贴等,对照组为丹参酮、针灸、外用抗生素、外用维 A 酸、口服锌等。两篇系统评价结果显示干预组在临床有效率、复发率、血清睾酮和皮损评分方面均优于对照组。与针灸治疗相关的不良事件均为轻度,可自行缓解。文中亦指出由于纳入研究存在方法学质量低、样本量小、未实施隐蔽分组或盲法、随访时间较短等缺陷,故需谨慎解释和参考结果。

二、临床研究文献筛选

9个中英文数据库共检出 15 571 篇文献,对 2 510 篇文献进行全文浏览,根据严格纳入标准进行筛选后,最终纳入 27 项针灸治疗痤疮的临床研究(图 7-1)。其中,随机对照试验(RCT)14 项,无对照研究(NCS)13 项。未纳入符合标准的非随机对照试验(CCT)。本章纳入研究使用的针灸疗法包括针刺、电针、耳针、耳穴压豆、火针、艾灸、穴位注射和埋线。以下根据干预措施的不同分别呈现纳入研究的特征和研究结果。

三、针刺的临床研究证据

7 项研究使用针刺作为干预措施(A1~A7)。其中 4 项为 RCT 研究(A1~A4),3 项为无对照研究(A5~A7)。

(一)针刺的随机对照试验

4 项 RCT 共纳入 262 名受试者,评估了针刺治疗痤疮的疗效(A1~A4)。其中,1 项研究为四臂试验(A4),包括中药组、针刺组、中药加针刺组和空白组。中药组和中药加针刺组的数据分别纳入第 5 章和第 9 章中分析。本章仅纳入针刺组与空白组的数据。其余 3 项研究均为两臂试验(A1~A3)。

3 项研究在中国(A1~A3)进行,1 项研究在韩国进行(A4)。2 项研究纳入的受试者包括青少年和成人(A1,A4),其余 2 项研究仅纳入成人(A2,A3)。受试者以门诊患者(A1,A2,A4)和在校大学生(A3)为主,年龄在 14 岁至 39 岁之间(A1),病程从 6 个月到 5 年不等(A1~A3)。男性患者稍多于女性(男性 138 例,女性 123 例)。1 项研究仅纳入了男性患者(A4)。治疗疗程在 4 周/30 天(A2,A3)至 8 周(A1,A4)不等。所有研究均未进行随访。3 项研究报告了受试者失访(A1,A3,A4),针刺组和对照组共分别脱落 13 名和 11 名受试者。

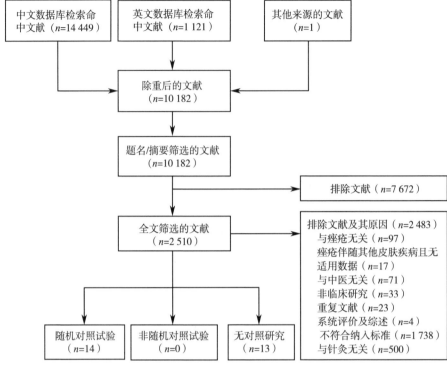

图 7-1 针灸治疗痤疮研究文献筛选流程图

3 项研究报告了中医证型(A1~A3),包括肺经风热、湿热蕴结和痰湿凝滞证(A1,A3),冲任不调型(A1),"虚重于瘀"和"瘀重于虚"型(A2)。1 项研究使用电梅花针叩刺,叩刺部位分为局部皮损区域和经络,其中经络以督脉、夹脊及膀胱经第一侧线、前臂肺经及大肠经,下肢足阳明胃经循行处为主(A3)。其余研究均使用传统针刺,共报告了 31 个针灸穴位,常用穴位包括曲池(3 项研究),合谷、颧髎、大椎、足三里(各两项研究)。1 项研究对照组为空白对照(A4),其余 3 项研究对照组措施分别为外用维 A 酸(A2,A3)和口服异维 A 酸(A1)。

1. 偏倚风险

表 7-1 为纳入 RCT 研究的偏倚风险评估结果。3 项研究使用了适当的方法产生随机序列,如随机数字表(A1,A4)和区组随机化(A3),偏倚为低风险。1 项研究仅提及"随机",但未描述随机化的方法,偏倚风险为不确定(A2)。1 项研究将随机序列隐藏在密封不透明信封中(A3),另 1 项研究将随

机序列置于可访问的受密码保护的文件中(A4),分配方案隐藏均为低风险偏倚。其余 2 项研究未提及隐蔽分配方案,偏倚风险为不确定。

　　所有研究均未说明对受试者和研究人员设盲,考虑到针灸疗法本身的特殊性,故偏倚风险均为高风险(A1~A4)。1 项研究(A4)提及对结局评估者设盲,故为低风险偏倚;其余研究对结局评估者盲法的偏倚均为不确定。1 项研究(A4)采用了意向性治疗分析(ITT 分析),另 1 项研究所有受试者均完成了试验,无缺失数据(A2),故两者的不完全结局报告为低风险偏倚。剩余 2 项研究未采用适当的方法处理缺失数据,其偏倚风险为不确定(A1,A3)。3 项研究(A1~A3)未预先发表或注册临床研究方案,其选择性报告研究结果的偏倚风险为不确定。1 项研究(A4)注册了研究方案,但在发表文献中未报告全部预先设定的结局指标,偏倚风险为高风险。

表 7-1　针刺治疗随机对照试验的偏倚风险评估

评价条目	低风险偏倚 /n (%)	偏倚风险不确定 /n (%)	高风险偏倚 /n (%)
随机序列产生	3(75)	1(25)	0(0)
分配方案隐藏	2(50)	2(50)	0(0)
受试者盲法	0(0)	0(0)	4(100)
研究人员盲法	0(0)	0(0)	4(100)
结局评估者盲法	1(25)	3(75)	0(0)
不完全结局报告	2(50)	2(50)	0(0)
选择性报告研究结果	0(0)	3(75)	1(25)

2. 疗效评价指标

　　临床有效率是最常报道的结局指标(3 项研究,A1~A3)。1 项研究(A4)报道了皮损计数,并使用 Skindex 29 评估健康相关的生存质量,但此研究由于数据无法合并分析故被排除。1 项研究(A2)使用了痤疮综合分级系统(GAGS)评估痤疮严重程度。所有研究均未报道复发率。

（1）痤疮分级

1 项研究（A2）使用 GAGS 评价了 60 名受试者的痤疮严重程度。治疗结束时，针刺组评分较外用维 A 酸组降低了 5.40 分（[−6.52, −4.28]）。研究还比较了各组治疗前后的评分变化，结果显示两组均可显著降低痤疮严重程度（针刺组：MD −27.25 [−32.73, −21.77]；外用维 A 酸组：MD −22.30 [−28.10, −16.50]）。

（2）有效率

3 项研究报告了有效率。2 项研究参照 2002 年《中药新药临床研究指导原则（试行）》（A1, A2）。在临床症状改善 ≥ 50% 方面，针刺组是西药组的 1.17 倍（[1.04, 1.31]，I^2=0%）。1 项研究使用的有效率参照 1994 年《中医病证诊断疗效标准》（A3），在皮损减少 ≥ 30% 及自觉症状明显减轻方面，针刺与外用维 A 酸疗效无统计学差异（RR 1.26 [0.96, 1.66]）。

3. 阳性结果 Meta 分析的 RCT 研究所含针灸穴位总结

上述 Meta 分析共纳入 2 项研究（A1, A2），结果显示针刺组有效（主要结局指标为有效率），穴位包括大椎、曲池和合谷，临床实践中可供参考使用。

4. GRADE 评价

采用 GRADE 临床证据结果总结表（SOF）呈现针刺治疗痤疮的主要证据。根据第四章的基本原则结合专家共识并在纳入研究的结果基础上，我们建立了针刺治疗与局部治疗比较的 SOF 表。

- 针刺 vs. 局部治疗（外用维 A 酸乳膏）

2 项 RCT 研究比较了针刺与外用维 A 酸乳膏的疗效（A2, A3），详见表 7-2。证据质量为"低"。2 项研究均未报道皮损计数或健康相关生存质量，因此针刺与外用维 A 酸乳膏在这些方面的疗效影响仍不清楚。1 项研究（A2）结果显示，在减轻痤疮严重程度方面（GAGS），针刺组的 GAGS 评分低于外用维 A 酸乳膏；但临床症状改善 ≥ 50% 方面（参照 2002 年《中药新药临床研究指导原则（试行）》），针刺组与对照组的有效率无统计学差异。另外一项研究（A3）报道了不良事件，电针组出现 3 例疼痛，外用维 A 酸组未发生不良事件。

表 7-2　GRADE：针刺 vs. 局部治疗（外用维 A 酸乳膏）

结局指标（疗程）研究数量受试者例数	绝对效应		相对效应（95% *CI*）	证据质量（GRADE）
	针刺治疗	外用维 A 酸乳膏		
GAGS（30 天）1 项 RCT 60 名受试者	6.43	11.83	*MD* −5.4（−6.52.−4.28）	⊕⊕○○低
	平均减少 5.4 分（减少 4.28~6.52 分）			
有效率（30 天）1 项 RCT 60 名受试者	94/100	80/100	*RR* 1.17（0.95，1.43）	⊕⊕○○低
	平均每 100 例增加 14 例（每 100 例减少 4 例 ~ 增加 34 例）			

干预组的危险度（95% 置信区间）基于对照组假设的危险度以及干预组相对效应（95% 置信区间）。

注：下列因素解释了为何决定降低评级：未采用盲法导致高风险偏倚；样本量不足限制了结果精确性。

纳入研究：

GAGS：A2

有效率：A2

（二）针刺的非随机对照试验

尚未纳入符合标准的针刺治疗痤疮的非随机对照试验。

（三）针刺的无对照研究

3 项无对照研究（A5~A7）对 299 名青少年和成人痤疮患者实施了针刺治疗。其中，2 项研究采用传统针刺疗法（A5，A6，共纳入 263 例），1 项研究采用电针（A7，36 例）。仅 1 项研究（A5）描述了中医证型，包括肺经风热、脾胃湿热、痰湿凝结和冲任不调。共运用了 23 个穴位，常用穴位包括曲池、合谷、三阴交（各 3 项研究），迎香、足三里、内庭和大迎（各 2 项研究）。

（四）针刺治疗痤疮的安全性

2 项 RCT 报告了不良事件（A3，A4）。1 项研究（A4）报告未发生任何不良事件；另 1 项研究（A3）报告电针组出现 3 例疼痛，外用维 A 酸组未发生不良事件。3 项无对照研究均未报告不良事件。

四、耳针／耳穴压豆的临床研究证据

3 项研究采用了耳针／耳穴压豆疗法（A8~A10）。其中，1 项是 RCT 研究

（A8），2项是无对照研究（A9，A10）。

（一）耳针/耳穴压豆的随机对照试验

一项RCT研究（A8）在美国一家社区诊所进行，采用耳针治疗29名年龄在13至15岁的痤疮患者，分为耳针组、耳电针组和耳部假针刺组。每周治疗一次，共治疗20周。耳针组和耳电针组使用的穴位相同，包括神门、风溪、耳中、肺、内分泌、生殖器、面颊等（A8）。

该研究未描述随机序列生成、分配隐蔽方案、受试者和研究人员盲法的细节。但该研究对结局评估者实施了盲法，故结局评估者盲法偏倚为低风险。研究采用多重插补法处理缺失数据，故不完全结局报告为低风险偏倚。在选择性报告研究结果方面，因其报告的结局指标与文中部分预先指定的指标不符，故偏倚为高风险。

该研究报告了皮损计数，但数据无法再被统计分析。虽然研究有说明监测嗜睡等不良事件，但结果并无报告是否发生了任何不良事件。

（二）耳针/耳穴压豆的非随机对照试验

尚未纳入符合标准的耳针/耳穴压豆治疗痤疮的非随机对照试验。

（三）耳针/耳穴压豆的无对照研究

2项无对照研究采用耳穴压豆法治疗痤疮患者100例（A9，A10）。受试者以青少年和成人为主。共使用了11个耳穴，常用穴位包括内分泌、神门、大肠、皮质下和胃。2项研究均未报告不良事件。

五、火针的临床研究证据

共纳入了11项火针治疗痤疮的研究，包括单用火针或与其他针灸疗法联合使用。其中，随机对照试验7项（A11~A17），无对照研究4项（A18~A21）。

（一）火针的随机对照试验

7项RCT研究评估了火针治疗痤疮的疗效，共纳入1 121名受试者（A11~A17）。所有研究均为双臂试验。除1项研究仅纳入成人患者外（A15），其余6项的受试者包括青少年和成人。受试者年龄在12岁（A17）到44岁（A17）之间。病程在6个月（A11，A16）至12年（A16）之间。其中男性患者

多于女性（598 男性，558 女性）。疗程在 20 天（A17）至 8 周 /2 个月（A12，
A13，A16）之间。3 项研究报告了随访，分别在治疗结束后 1 个月（A15）和
3 个月（A13，A16）。

2 项研究将中医证型作为患者的纳入标准或分类标准（A13，A17），包
括肺经风热、湿热蕴结、痰凝血瘀、冲任失调（A17）以及阳虚证（A13）。干
预组措施包括单用火针（A13，A17），火针联合艾灸（A11），或火针联合西医
治疗（A12，A14~A16）；对照组措施包括外用他扎罗汀乳膏联合克林霉素凝
胶（A17），外用维 A 酸（A11），口服异维 A 酸（A13，A15），红蓝光治疗（A12，
A16）、氦氖激光（A14）。

1. 偏倚风险

所有研究均提及"随机"，4 项研究使用随机数字表，随机序列产生偏倚
为低风险（A13，A15~A17），其余 3 项研究未提供随机化细节，故为不确定。
1 项研究使用中心随机隐藏分配方案（A17），1 项研究使用不透明信封隐藏分
配方案（A13），两者的分配方案隐藏偏倚均为低风险，其余均为不确定。所有
研究均未描述盲法实施的具体过程，因此在受试者和研究人员盲法实施方面
均为高偏倚风险。1 项研究对结局评价者实施了盲法（A17），结局评估者盲法
偏倚为低风险，其余为不确定。1 项研究报告受试者由于针刺疼痛而失访，但
未对缺失数据进行处理（A15），其偏倚风险为不确定，其余研究亦为不确定。
1 项研究报告受试者失访并说明了原因，且采取适当的方法处理缺失数据，不
完全结局报告偏倚为低风险（A17）。其余研究均未报告缺失数据，故为低风
险。所有研究均未找到注册或发表的研究方案，其选择性报告研究结果的偏
倚风险为不确定（表 7-3）。

表 7-3　火针治疗随机对照试验的偏倚风险评估

评价条目	低风险偏倚 /n（%）	偏倚风险不确定 /n（%）	高风险偏倚 /n（%）
随机序列产生	4（57.1）	3（42.9）	0（0）
分配方案隐藏	2（28.6）	5（71.4）	0（0）
受试者盲法	0（0）	0（0）	7（100）

续表

评价条目	低风险偏倚 /n (%)	偏倚风险不确定 /n (%)	高风险偏倚 /n (%)
研究人员盲法	0(0)	0(0)	7(100)
结局评估者盲法	1(14.3)	0(0)	6(85.7)
不完全结局报告	6(85.7)	1(14.3)	0(0)
选择性报告研究结果	0(0)	7(100)	0(0)

2. 疗效评价指标

(1)皮损计数

1项火针联合异维A酸治疗痤疮的研究报告了皮损计数(A15),共纳入58例受试者。治疗结束时,火针联合异维A酸组的皮损计数较单用异维A酸减少了3.40个([-4.41,-2.39])。组内治疗前后对比显示单用异维A酸皮损减少3.75个([-5.38,-2.12]),火针联合异维A酸治疗前后的改善程度更大(MD -7.27[-8.86,-5.68])

(2)痤疮分级

1项研究使用GAGS评估痤疮严重程度(A16),火针联合红蓝光治疗的GAGS评分明显低于单用红蓝光治疗(MD -6.94[-7.99,-5.89])。且两组组内治疗前后比较,红蓝光治疗组GAGS评分降低16.71分([-18.47,-14.95]),火针联合红蓝光组降低更明显(MD-25.34[-27.38,-23.30])。

(3)复发率

4项研究报告了复发率(A13,A15~A17)。1项研究(A13)提示火针组的复发率与异维A酸组无统计学差异(RR 0.33[0.04,3.02])。另1项研究(A15)则显示火针联合异维A酸与单用异维A酸复发率对比无统计学差异(RR 0.87[0.56,1.36])。1项研究(A16)未说明复发率的定义,故不纳入分析。另外1项研究(A17)显示的复发率结果前后矛盾,故亦无法进一步分析。

(4)有效率

1项研究(A17)纳入248名受试者,报告了火针治疗痤疮的有效率(参照2002年《中药新药临床研究指导原则(试行)》)。结果显示:在症状改善≥50%方面,火针的疗效是外用他扎罗汀乳膏与克林霉素凝胶的1.10倍

（[1.02，1.19]）。

3. GRADE 评价

采用 GRADE 结果总结表呈现火针治疗痤疮的证据质量，根据纳入研究的数据建立火针与局部治疗的 SOF 表。

* 火针 vs. 局部治疗（外用他扎罗汀乳膏联合克林霉素凝胶）

1 项 RCT 研究比较了火针与局部治疗的疗效（A17），该研究报告了一项专家共识推荐的结局指标（表 7-4）。火针与局部治疗比较，证据质量为"低"。该研究未报告皮损计数、痤疮严重程度分级、健康相关生存质量和不良事件。因此，火针治疗痤疮在这些方面的疗效仍不清楚。而在临床症状改善 ≥ 50% 方面（参照 2002 年《中药新药临床研究指导原则（试行）》），火针组的有效率要高于对照组。

表 7-4　GRADE：火针 vs. 局部治疗

结局指标 研究数量 受试者例数	绝对效应		相对效应 （95%*CI*）	证据质量 （GRADE）
	火针治疗	外用他扎罗汀乳膏 联合克林霉素凝胶		
有效率（疗程 20 天） 1 项 RCT 250 名受试者	107/100	97/100	*RR* 1.10 （1.02，1.19）	⊕⊕○○ 低
	平均每 100 例增加 10 例 （每 100 例增加 2~18 例）			

干预组的危险度（95% 置信区间）基于对照组假设的危险度以及干预组相对效应（95% 置信区间）

注：下列因素解释了为何决定降低评级：未采用盲法导致高风险偏倚；样本量不足限制了结果精确性。

纳入研究：

有效率：A17

（二）火针的非随机对照试验

尚未纳入符合标准的火针治疗痤疮的非随机对照试验。

（三）火针的无对照研究

4 项无对照研究评价了火针治疗痤疮的疗效，共纳入 2 316 名青少年和成人痤疮患者（A18~A21）。其中，1 项研究使用火针、针刺、穴位注射联合艾灸（A19）。证型包括肺经风热型、脾胃湿热型、血瘀痰凝型（A19）和肺热型、湿热型、血瘀痰凝型、冲任不调型（A21）。所有研究均使用了肺俞，3 项研究使用了膈俞和皮损区域,2 项研究使用了脾俞。

(四)火针治疗痤疮的安全性

7 项研究报告了不良事件。在随机对照试验中,1 项研究报告试验组和对照组均未发生不良事件(A12),其余 5 项研究均报告了不良事件(A11,A13~A16)。干预组不良事件包括:局部红斑和轻度水肿 5 例,治疗部位疼痛和轻微肿胀 4 例,局部发红水肿、针刺部位疼痛、少量渗血、局部水肿、嘴唇干裂和发痒(例数不详)。对照组不良事件包括口干 20 例,皮肤红斑和烧灼感 15 例,皮肤干燥、脱屑和瘙痒 5 例,光疗后唇炎和眼部刺激感各 2 例,上腹部不适 1 例。1 项无对照研究报告 22 例患者出现火针部位发红(A21)。

六、埋线的临床研究证据

共纳入 1 项随机对照试验(A22)和 2 项无对照研究(A23,A24)。

(一)埋线的随机对照试验

1 项随机对照试验共纳入 60 名患者,评估了埋线联合西药治疗痤疮的疗效(A22),西药包括米诺环素、外用维 A 酸和克林霉素凝胶。受试者年龄在 18 至 30 岁之间,男性多于女性(男性 48 人,女性 12 人)。治疗组病程平均为 1.7 年,对照组病程平均为 2.3 年。该研究将湿热蕴结证作为纳入标准之一。疗程为 6 周,治疗结束后 2 个月进行随访。埋线穴位包括合谷、曲池、足三里、上巨虚、大肠俞、胃俞。

该研究仅提及"随机",未详细描述随机序列产生的方法,且未提及分配隐蔽方案和结局评估者盲法,这三个方面的偏倚风险均为不确定。受试者和研究人员未提及设盲,偏倚为高风险。该研究无数据缺失,故不完全结局报告为低偏倚风险,但其无发表或注册研究方案,故选择性结果报告的偏倚风险为不确定。

研究结果显示埋线联合西药治疗的复发率与单纯西药对比无统计学差异(*RR* 0.48［0.12,1.88］)。2 个月随访时,两组共治愈的 12 例患者中有 5 例出现痤疮复发。

(二)埋线的非随机对照试验

尚未纳入符合标准的埋线治疗痤疮的非随机对照试验。

（三）埋线的无对照研究

2 项无对照研究评价了埋线联合西药治疗痤疮的疗效,共纳入 217 名青少年和成人痤疮患者(A23,A24)。埋线穴位为肺俞。

（四）埋线治疗痤疮的安全性

纳入的随机对照试验报告了不良事件(A22),干预组出现 3 例轻度头晕,对照组出现轻度头晕 6 例和轻度胃痛 2 例。

七、穴位注射的临床研究证据

共纳入 3 项穴位注射治疗痤疮的临床研究(A25~A27)。其中,1 项是 RCT 研究(A25),其余 2 项是无对照研究(A26,A27)。

（一）穴位注射的随机对照试验

1 项研究纳入了 103 名受试者,比较了丹参酮 II_A 穴位注射和口服多西环素联合外用过氧化苯甲酰治疗痤疮的疗效(A25)。受试者病程为 1.1~1.2 年。两组平均年龄相似(干预组 23.5 岁,对照组 24.6 岁),女性多于男性(女性 61 人,男性 42 人)。治疗组予双侧肺俞或三焦俞注射丹参酮 II_A 磺酸钠注射液,每周 2 次,治疗 1 个月。但该研究未报告所有预先指定的结局指标。

该研究未提及随机序列产生和隐蔽分组的方法,以及结局评价者盲法,偏倚风险均为不确定。受试者和研究人员盲法为高风险偏倚。研究无数据缺失,故不完全结局报告为低偏倚风险。但其无发表或注册研究方案,故选择性结果报告的偏倚风险为不确定。

（二）穴位注射的非随机对照试验

尚未纳入符合标准的穴位注射治疗痤疮的非随机对照试验。

（三）穴位注射的无对照研究

2 项无对照研究共纳入 118 名青少年和成人患者(A26,A27)。其中 1 项研究单用柴胡注射液注射双侧足三里、曲池、肺俞和膈俞(A27)。另一项研究使用丹参注射液注射双侧足三里、曲池、肺俞、膈俞和面部色素沉着部位,耳穴贴压肝、肾、神门、肾上腺、内分泌、面(A26)。

（四）穴位注射治疗痤疮的安全性

纳入的 RCT 研究报告了不良事件（A25）。干预组中背部穴位出现酸胀疼痛，一般 15 分钟后自然消失。对照组用过氧化苯甲酰凝胶后部分患者出现皮肤红斑、干燥、脱屑、瘙痒、烧灼感和刺痛感等。有 2 例出现胃肠道症状（1 例为恶心、1 例为胃部不适），1 例谷草转氨酶轻度增高。

八、常用针灸疗法的临床研究证据汇总

现有临床指南和教科书推荐治疗痤疮的针灸疗法包括针刺、火针、耳针、耳穴压豆、耳尖放血、耳穴埋针、穴位注射疗法等（详见第二章）。本章共纳入 4 种针灸疗法，现总结如下：

1. 针刺

7 项研究采用针刺疗法治疗痤疮。最常用穴位有曲池（6 项研究）、合谷（5 项研究）、三阴交（4 项研究）和足三里（4 项研究）。其中曲池和合谷也是指南和教科书推荐的穴位。其他常用穴位有大椎（3 项研究）、肺俞、四白、颊车和下关（各为 1 项研究）。临床研究结果表明，针刺可降低 GAGS 痤疮严重程度评分（MD −5.40［−6.52，−4.28］），并可改善临床有效率（RR 1.17［1.04，1.31］，I^2=0%）。

2. 耳针 / 耳穴压豆

3 项研究评价了耳针 / 耳穴压豆治疗痤疮的疗效。常用穴位为内分泌、神门、胃、皮质下、肺和心，其中大部分是临床指南推荐的耳穴。由于纳入的 1 项 RCT 研究的数据无法进行再次统计分析，因此耳针 / 耳穴压豆治疗痤疮的潜在疗效仍未明确。

3. 火针

11 项研究评价了单用火针，或火针联合指南推荐的西医治疗，或火针联合其他针灸疗法治疗痤疮的疗效。绝大部分研究为皮损患处进行火针治疗（10 项研究），常用穴位包括肺俞（4 项研究）、膈俞（3 项研究）、脾俞和胃俞（1 项研究），这些也是指南或教科书推荐的穴位。上述临床研究结果提示，火针联合异维 A 酸治疗可减少皮损计数，火针联合光疗可减轻痤疮严重程度，单纯火针治疗对比外用他扎罗汀乳膏与克林霉素凝胶可提高临床有效率。

4. 穴位注射

3 项研究评价了穴位注射疗治疗痤疮的疗效。常用穴位是肺俞（3 项研究）、足三里、曲池和膈俞（各 2 项研究）。其中，足三里和曲池是指南和教科书推荐使用的穴位。此外，丹参注射液和鱼腥草注射液也被推荐用于穴位注射，但仅 1 项研究使用了丹参注射液，其疗效证据尚不充足。

九、小结

在纳入的临床研究中针灸疗法研究数量比中药治疗要少。虽然大部分针灸疗法为指南和教科书推荐的疗法，但仍需要更多的研究证据支持其疗效评估。另外本章纳入的临床研究所报告的结局指标不多，结果显示针刺和火针可改善痤疮皮损，常用穴位有大椎、曲池和合谷。临床医生在治疗痤疮实践中可参考上述结果。

临床研究的方法学质量偏低，由于针灸疗法在操作中对受试者和研究员实施盲法存在很大的挑战性，因此更需要严格实施适当的随机序列生成和分配隐蔽方法，以尽可能减少潜在的偏倚风险。目前国内临床研究通常使用有效率评估临床疗效，但在文献筛选中发现大部分研究使用自拟标准或无明确说明有效率的参考标准，故很多数据未能进一步分析。在今后的研究中，建议使用更客观的结局指标，例如基于影像资料（拍照）的皮损计数等指标。

参 考 文 献

1. 黎波, 柴华, 杜元灏, 等. 针灸治疗痤疮临床随机对照试验疗效及安全性评价 [J]. 中国针灸, 2009, 29 (3): 247-251.

2. 莫秋红, 梁丽嫦, 廖建琼, 等. 针灸治疗痤疮随机对照临床研究文献的 Meta 分析 [J]. 中医药导报, 2015, 12: 76-83.

3. CHREN M M, LASEK R J, QUINN L M, et al. Skindex, a quality-of-life measure for patients with skin disease: reliability, validity, and responsiveness [J]. The Journal of Investigative Dermatology, 1996, 107 (5): 707-713.

4. DOSHI A, ZAHEER A, STILLER M J. A comparison of current acne grading systems and proposal of a novel system [J]. International Journal of Dermatology, 1997, 36 (6): 416-418.

5. 国家中医药管理局. 中医病证诊断疗效标准 [S]. 南京：南京大学出版社, 1994.

纳入研究文献

研究编号	参考文献
A1	刘淑梅, 师彬. 针刺治疗痤疮疗效及对免疫功能的影响［J］. 中华针灸电子杂志, 2015, 4(2): 53-55.
A2	游妙玲, 刘刚. 补虚通络针刺法治疗面部痤疮疗效观察［J］. 上海针灸杂志, 2014, 33(9): 836-837.
A3	张琳, 吴凡, 薛岚显, 等. 电梅花针叩刺疗法治疗寻常型痤疮的对照研究［J］. 时珍国医国药, 2014, 25(11): 2817-2818.
A4	KIM K S, KIM Y B. Anti-inflammatory effect of Keigai-rengyo-to extract and acupuncture in male patients with acne vulgaris: a randomized controlled pilot trial［J］. Journal of Alternative and Complementary Medicine, 2012, 18(5): 501-508.
A5	高仰来, 安东芳, 李晓霞. 针刺三迎穴为主综合辨治青春期寻常性痤疮 56 例［J］. 中医外治杂志, 2015, 24(6): 11.
A6	罗和平, 王松荣. 针刺治疗粉刺 207 例［J］. 内蒙古中医药, 1998, 17(2): 35.
A7	向晶. 电针治疗青年痤疮疗效的观察［J］. 科技致富向导, 2012, (26) 109.
A8	MCKEE D, ORING K, ABAN I, et al. Treating facial acne in adolescents and young adults with auriculoacupuncture and auriculotherapy: a pilot study［J］. Medical Acupuncture, 2004, 16(1): 6.
A9	宫润莲. 耳穴压丸治疗痤疮 60 例［J］. 甘肃中医, 2007, 20(11): 32.
A10	王群红, 李宏建. 单纯耳压治疗痤疮 40 例［J］. 中医外治杂志, 1999, 8(5): 16.
A11	黄蜀, 张艳, 陈纯涛, 等. 火针治疗结节囊肿性痤疮的临床研究附: 128 例病例报告［J］. 成都中医药大学学报, 2004, 27(4): 13, 35.
A12	沈斌. 火针加红蓝光治疗痤疮 60 例疗效观察［J］. 皮肤病与性病, 2016, 38(1): 64-65.
A13	陶毛冰怡. 火针治疗阳虚质囊肿结节型痤疮的临床研究［D］. 广州中医药大学硕士学位论文, 2015.
A14	田立红, 陈自盈, 张超, 等. 火针疗法联合氦氖激光照射治疗面部寻常性痤疮 220 例总结［J］. 中医药导报, 2014, 20(1): 72-73.
A15	姜敏, 姜琨, 曾宪玉, 等. 火针配合药物治疗囊肿型痤疮疗效观察［J］. 上海针灸杂志, 2015, 34(11): 1082-1084.

续表

研究编号	参考文献
A16	刘娟,沈宝贤,张琳玲,等.火针联合 LED 红蓝光治疗痤疮疗效观察［J］.罕少疾病杂志,2015,22(4):45-47.
A17	王莹.火针治疗痤疮技术规范化方案的临床评价研究［D］.泸州医学院硕士学位论文,2012.
A18	陈纯涛,黄蜀,郑蓉,等.火针治疗痤疮 1 148 例［J］.中医外治杂志,2006,15(1):38-39.
A19	陈旖,王霭平,罗钰莹.针灸疗法治疗痤疮 50 例临床观察［J］.吉林中医药,2008,28(6):436-437.
A20	丁原全,董瑞祥,张信.火针治疗痤疮 50 例［J］.中国针灸,2000,20(2):20.
A21	黄蜀,周建伟,张颜,等.火针疗法治疗痤疮 1 068 例临床研究［J］.上海针灸杂志,2008,27(2):10-13.
A22	谢俊.穴位埋线结合米诺环素治疗湿热蕴结型痤疮的临床观察［D］.湖北中医学院硕士学位论文,2008.
A23	黄娟.维 A 酸霜外用联合穴位埋线治疗痤疮临床分析［J］.医药产业资讯,2006,3(18):64.
A24	李娟莉.综合治疗寻常痤疮 81 例疗效观察［J］.适宜诊疗技术,2001,19(4):34.
A25	陈宁刚,应力健.丹参酮Ⅱ$_A$磺酸钠注射液背部穴位注射治疗背部炎症阶段痤疮疗效观察［J］.现代实用医学,2012,24(4):415-417.
A26	李慧,何玲,徐利飞.丹参注射液穴位注射配合耳穴贴压治疗顽固性痤疮 40 例［J］.实用中医内科杂志,2012,16(10):78-79.
A27	魏建文.柴胡注射液穴位注射治疗痤疮 78 例［J］.云南中医中药杂志,1997,18(3):41.

第八章 其他中医疗法治疗寻常痤疮的临床研究证据

导语:本章主要概括了除中药和针灸相关疗法外的其他中医疗法治疗痤疮的疗效和安全性,并对证据质量进行评价。全面检索9个中英文电子数据库,最终纳入9项临床研究,对6项随机对照临床研究进行了系统评价和Meta分析,对3项无对照研究的研究特征、干预措施和不良事件进行描述。现有证据显示,刺络拔罐放血疗法可减少丘疹、脓疱和结节数量;自血疗法可减少皮损数目和改善临床症状。

除了中药和针灸相关治疗外,对痤疮的治疗还包括一系列其他中医疗法,包括:

- 自血疗法:将患者自身的血液,从静脉血管内抽出,再注入患者自身体内(中医主要根据辨证取穴位进行注射)。
- 刺络拔罐放血疗法:刺破浅静脉后拔罐,放出一定量的血液,以治疗疾病的一种疗法。

本章共纳入9项随机对照试验(RCT),每项纳入研究均以字母和数字的组合来表示,例如:其他中医疗法用O表示,如O1,O2,O3……。本章末附"纳入研究文献"列表。

一、现有系统评价证据

Li等人的一篇系统评价纳入了7项研究,治疗组干预措施包括单用自血疗法或联合针灸/中药/常规药物,对照组干预措施包括中药、针灸、抗生素或常规药物。结果提示,干预组的临床有效率高于对照组,但皮损数目组间比较无统计学差异。另外,研究中未发生严重不良事件。Li 等指出,纳入研究在方法学方面存在缺陷,如随机化细节报告不明确,未提及分配隐藏和实施盲法,今后仍需开展更多高质量和设计严谨的临床试验。

二、临床研究文献筛选

根据严格的纳入排除标准对 2 510 余篇文献进行了全文浏览筛选(图 8-1),最后纳入 6 项随机对照试验(O1~O6)和 3 项无对照研究(O7~O9)。未检索到任何非随机对照试验。

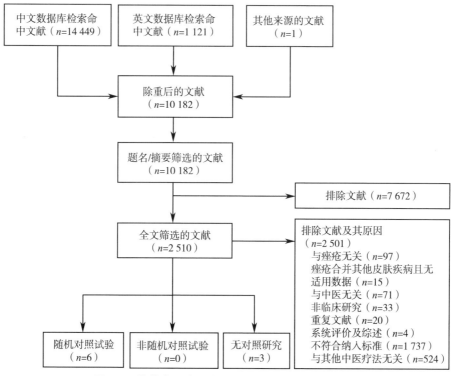

图 8-1　其他中医疗法治疗痤疮研究文献筛选流程图

三、自血疗法的临床研究证据

4 项随机对照试验采用了自血疗法(O1~O4),共纳入 462 名门诊患者。

患者年龄从13岁(O1)到45岁(O2,O3)不等,病程在2个月(O1,O3)到20年(O3,O4)不等。男性和女性人数相近(男性236人,女性226人)。疗程在5周(O3)到2个月(O4)不等。所有研究未提及中医辨证分型,未报告随访和受试者脱落。

有3项研究对比了自血疗法联合指南推荐疗法(中西医结合治疗)与指南推荐疗法的疗效(O1,O3,O4)。指南推荐疗法包括外用过氧化苯甲酰凝胶(O1),口服异维A酸、外用维A酸乳膏与克林霉素磷酸酯凝胶(O2),红蓝光治疗(O3),以及口服多西环素,外用甲硝唑软膏、他扎罗汀凝胶(O4)。干预组的自血疗法有2项研究为臀部肌内注射(O1,O3),其余为穴位注射足三里、曲池、血海(O2)以及肺俞(O4)。

1. 偏倚风险

所有研究均提及"随机",但未提供随机化的详细信息,故随机序列产生偏倚为不确定。所有研究均未提及分配隐藏,其偏倚风险为不确定。受试者和研究人员的盲法均为高风险偏倚。结局评估者盲法偏倚风险为不确定。所有研究均无脱落或失访,不完全结局报告偏倚为低风险。所有研究未发表或注册相关研究方案,其选择性结果报告偏倚风险为不确定。

2. 疗效评价指标

1项研究(包括70名受试者)参照1994年《中医病证诊断疗效标准》报告了有效率(O2)。结果显示,自血疗法组在皮损和症状改善≥30%方面是对照组(口服异维A酸、外用维A酸乳膏和克林霉素磷酸酯凝胶)的1.27倍([1.03,1.57])。

3. 自血疗法的安全性

3项研究(共包括392名受试者)报告了不良事件(O1,O3,O4)。其中1项研究的干预组(自血疗法联合西药)和对照组均未发生不良事件(O3)。其余2项研究报告干预组(自血疗法联合西药)不良事件包括面部轻微红斑、灼热、脱屑2例(O4),穴位注射处持续酸胀感1例(O4),轻微红斑、脱屑1例(O1);对照组发生2例轻微皮肤水肿性红斑、干燥、脱屑(O1)和2例面部轻微红斑、灼热、脱屑(O4)。

四、刺络拔罐放血疗法的临床研究证据

4 项研究评价了刺络拔罐放血疗法治疗痤疮的疗效(O5,O7~O9)。其中,1 项研究是随机对照试验(O5),其余 3 项为病例报告。

(一)刺络拔罐放血疗法的随机对照试验

1 项 RCT 研究纳入 93 名门诊患者(O5),病程差异较大,从 10 天到 10 年不等。患者年龄在 13 岁至 36 岁之间,男女人数相似(男性 47 人,女性 46 人)。报告的中医证型包括肺经风热、肠胃湿热和痰湿瘀滞。干预组采用刺络拔罐放血联合外用异维 A 酸红霉素凝胶(中西医结合)治疗痤疮,穴位包括肺俞、膈俞和胃俞,共治疗 8 周,治疗结束后未进行随访。研究过程中患者无脱落。

1. 偏倚风险

该研究使用随机数字表产生随机序列,其偏倚为低风险。未提及分配隐藏,其偏倚风险为不确定。受试者和研究人员盲法偏倚为高风险,结局估价者盲法偏倚风险为不确定。由于无受试者脱落,其不完全结局报告偏倚为低风险。该研究未发表或注册相关研究方案,选择性结果报告偏倚风险为不确定。

2. 疗效评价指标

该研究报告了皮损数目(丘疹、脓疱和结节)和不良事件,但未明确说明皮损计数的方法。结果显示,与外用异维 A 酸红霉素凝胶相比,中西医结合(刺络拔罐放血疗法联合异维 A 酸红霉素凝胶)在治疗结束时的皮损数目减少更明显(丘疹:MD −3.99 [−4.86,−3.12],脓疱:MD −4.30 [−5.29,−3.31],结节:MD −2.32 [−3.25,−1.39])。此外,治疗前后组内比较差异均有统计学意义,中西医结合治疗减少丘疹、脓疱的效果优于结节(表 8-1)。

3. 刺络拔罐放血疗法的安全性

该研究报告治疗组和对照组分别出现 3 例和 2 例皮肤轻度瘙痒、干燥和脱屑。

表 8-1　中西医结合治疗 vs. 异维 A 酸红霉素凝胶：治疗前后皮损数目组内比较

皮损类型	干预组措施	样本量	MD [95% CI]
丘疹	中西医结合治疗	47	−32.02 [−33.12，−30.92]*
	异维 A 酸红霉素凝胶	46	−27.65 [−28.75，−26.55]*
脓疱	中西医结合治疗	47	−44.26 [−45.38，−43.14]*
	异维 A 酸红霉素凝胶	46	−39.30 [−40.43，−38.17]*
结节	中西医结合治疗	47	−23.04 [−24.11，−21.91]*
	异维 A 酸红霉素凝胶	46	−21.51 [−22.81，−20.21]*

注：* 有统计学意义。

（二）刺络拔罐放血疗法的无对照研究

3 项无对照研究对刺络拔罐放血疗法治疗痤疮的疗效进行了评价，共纳入 115 名受试者（O7~O9）。1 项研究使用刺络拔罐放血疗法联合刮痧疗法（O7），取穴为额中线（神庭向前引 1 寸直线）、额旁二线（头临泣向前引 1 寸直线）、额旁三线（头维内 0.75 寸向前引 1 寸直线）、督脉和膀胱经。其余 2 项研究单独使用刺络拔罐放血疗法（O8，O9），取穴为大椎、肺俞、膈俞（O8，O9）、肝俞（O9）、胃俞（O9）。所有研究均未报告是否出现不良事件。

五、刮痧的临床研究证据

1 项研究采用三臂平行试验设计（O6），分为空白组、外用维 A 酸乳膏组和刮痧组。共纳入 146 名患者，年龄在 13 岁至 20 岁之间，男性和女性的人数相似（男性 72 人，女性 74 人）。干预组平均病程为 12.5 个月，对照组平均病程均为 13.5 个月。治疗疗程为 4 周，刮痧部位取项背督脉、膀胱经。研究未提及中医分型，未报告治疗结束后随访。

1. 偏倚风险

该研究仅提及"随机"，未明确随机序列产生的方法，也未提及分配隐藏，这两方面的偏倚风险为不确定。受试者和研究人员盲法偏倚为高风险。结局评估者盲法偏倚风险为不确定。研究中未发生受试者脱落，其不完全结局报告偏倚为低风险。未发表或注册相关研究方案，其选择性结果报告偏倚风险为不确定。

2. 疗效评价指标

该研究仅报告了安全性指标,刮痧组未发生不良事件,维 A 酸乳膏组出现 3 例局部皮肤红斑、瘙痒和刺痛。

六、其他中医疗法临床研究证据总结

纳入的临床研究采用了自血疗法和刺络拔罐放血疗法,这两种疗法均为指南和教科书推荐(详见第二章)。临床研究使用的自血疗法频率为每周 1 次,刺络拔罐放血疗法为每日 1 次,而教科书和指南推荐自血疗法为隔天 1 次,刺络拔罐放血疗法为每 3 日 1 次。治疗频率的差异是否对疗效造成影响尚未明确,日后仍需更多的临床研究证据支持。

研究报道的结局指标多以安全性指标为主,很少报道皮损数目、皮损评分、生活质量等常用指标。研究结果显示,自血疗法对比西医常规治疗(口服异维 A 酸、外用维 A 酸乳膏和克林霉素磷酸酯凝胶)可减少皮损数目和改善临床症状(基于临床有效率);刺络拔罐放血疗法联合西药治疗可减少丘疹、脓疱和结节的皮损数量,组内比较结果显示其在减少丘疹、脓疱皮损数量方面疗效更佳。

现有的最佳临床证据提示刺络拔罐放血疗法可能是治疗痤疮较有优势的中医疗法之一,常用治疗部位以督脉和膀胱经为主。临床医师在治疗痤疮实践中可参考现有证据并结合自身临床经验使用上述疗法。

参 考 文 献

1. 李宝国 , 张东淑 , 林伟容 , 等 . 自血疗法治疗痤疮的疗效与安全性系统评价 [J]. 中医学报 , 2011, 26 (8): 946-948.
2. 国家中医药管理局 . 中医病证诊断疗效标准 [S]. 南京 : 南京大学出版社 , 1994.
3. 陈达灿 , 范瑞强 . 皮肤性病科专病中医临床诊治 [M]. 北京 : 人民卫生出版社 , 2013.
4. 李曰庆 , 何清湖 . 中医外科学 [M]. 北京 : 中国中医药出版社 , 2012.
5. 李元文 . 中医皮肤科临证必备 [M]. 北京 : 人民军医出版社 , 2014.
6. 刘巧 . 中医皮肤病诊疗学 [M]. 北京 : 人民卫生出版社 , 2014.
7. 项蕾红 . 中国痤疮治疗指南 (2014 修订版)[J]. 临床皮肤科杂志 , 2015 (1): 52-57.

纳入研究文献

研究编号	参考文献
O1	李杰,吕晓红,谷小敏.5%斑赛凝胶联合自血疗法治疗寻常痤疮临床观察与护理[J].齐齐哈尔医学院学报,2013,34(3):465-466.
O2	秦小永,庞开云,侯全云.自血疗法治疗粉刺35例[J].中国民间疗法,2014,22(8):22.
O3	谢晓莉,赵继臣,刘明锁.自血疗法治疗粉刺35例[J].武警后勤学院学报(医学版),2012(12):1025-1026.
O4	张捷,刘东华.药物联合自血疗法治疗轻中度痤疮156例临床观察[J].南通大学学报(医学版),2014,34(3):242-243.
O5	沈胡刚.刺络放血联合异维A酸红霉素凝胶治疗寻常痤疮疗效观察[J].上海针灸杂志,2015,34(3):230-231.
O6	张为,朱希聪,林兰英.刮痧治疗中学生痤疮疗效观察[J].上海针灸杂志,2013,32(7):576-577.
O7	潘兴芳.刮痧、刺络放血法治疗痤疮50例[J].中国针灸,2007,27(S1):76.
O8	王艳梅.刺络拔罐法治疗痤疮30例[J].云南中医中药杂志,2010,31(9):53.
O9	周莓莓.放血疗法治疗痤疮35例临床观察[J].中国基层医药,2013,20(24):3810-3811.

第九章　中医综合疗法治疗寻常痤疮的临床研究证据

导语：中医综合疗法是包括痤疮在内许多皮肤疾病的常用中医治疗措施。通过对 9 个中英文数据库的全面检索，根据严格的纳入排除标准，最终纳入 11 项随机对照试验。Meta 分析结果提示部分中医综合疗法可改善痤疮，且不良反应较少。

中医综合疗法是指两种或两种以上不同类型的中医干预措施联合使用（这里所指的类型是根据本书第四章里划分的中药、针灸疗法、其他中医疗法），具体措施如中药联合针灸、中药联合刺络拔罐放血等，这些联合疗法在临床实践中很常用。本章每项纳入的研究均以字母和数字的组合来表示，例如：中医综合疗法用 C 表示，如 C1，C2，C3……。本章末附"纳入研究文献"列表。

一、临床研究文献筛选

9 个中英文数据库共检出 15 571 篇文献，根据预先制定的纳入排除标准先进行题目和摘要初筛，后对 2 510 篇文献进行全文筛选，最终纳入 11 篇随机对照试验（C1~C11）（图 9-1）。本章只对 RCT 研究进行证据总结。

二、中医综合疗法的随机对照试验

1 项四臂 RCT 研究在韩国进行（C11），其中药联合针灸组的结果纳入本章分析,另外两个治疗组的结果已分别在第五章和第七章呈现。其他 8 项研究均在中国进行,且为双臂平行试验。这些研究共纳入 1 134 名痤疮患者,年龄从 14 岁(C3)到 45 岁(C8)不等,病程在 1 周(C2)至 16 年(C3)不等。女性多于男性(男性 358 人,女性 392 人),1 项研究仅纳入女性患者(C2)。2 项研究提及了有患者失访(C4,C11)。

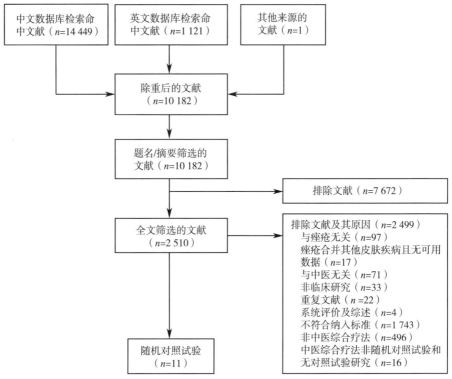

图 9-1　中医综合疗法治疗痤疮研究文献筛选流程图

中医辨证分型包括风热犯肺证(2 项研究,C8,C10),湿热蕴积证(C10),血瘀痰阻证(C10),冲任不调证(C10),脾胃湿热证(C8),气滞血瘀证(C8)。7 项研究采用中药联合针灸疗法(C2,C5~C9,C11),包括口服中药(C2,C6,C11)和外用中药(C5,C7~C9)。其余 4 项研究均采用针灸疗法结合其他中医疗法(C1,C3,C4,C10)。具体中医干预措施见表 9-1。

表 9-1 中医综合疗法随机对照试验汇总

中医综合疗法	研究数量	参考文献
针刺 + 刺络拔罐放血	2	C1,C10
中药 + 火针	2	C6,C9
中药 + 针刺	2	C5,C11
中药 + 耳针	1	C2
中药 + 针刺 + 梅花针	1	C7
中药 + 埋线	1	C8
针刺 + 艾灸 + 放血	1	C4
火针 + 针刺 + 梅花针 + 拔罐	1	C3

纳入研究使用的中药方剂包括二至丸合丹栀逍遥散加减(C2)、自拟中成药"痤疮消融膏"(C9)、"荆芥连翘汤"提取物(C11)以及自拟方。常用口服中药包括丹参、夏枯草、黄柏、柴胡、栀子、白芍、白芷和连翘(C2,C6,C11)。常用外用中药有黄芩、白芷、大黄、赤芍和黄柏(C5,C7~C9)。常用治疗部位及穴位包括皮损患处(围刺)、合谷、曲池和足三里(各 4 项研究),大椎、迎香、三阴交和阳陵泉(各 3 项研究)。

对照组干预措施包括口服异维 A 酸(C3,C4,C6,C7,C10),外用维 A 酸霜联合氯霉素酊剂(C5),口服阿奇霉素联合过氧化苯甲酰外用(C8),口服阿奇霉素联合葡萄糖酸锌与维生素 C、维生素 B_6(C1),口服四环素、甲硝唑联合螺内酯(C2),外用克林霉素凝胶和他扎罗汀乳膏(C9)。1 项研究采用了空白对照(C11)。

1. 偏倚风险

如表 9-2 所示,所有研究均提及"随机",2 项研究使用了随机数字表(C7,C11),为低偏倚风险,其余未描述随机序列产生方法的研究偏倚风险为不确定。1 项研究提及"中央分配",其分配隐藏偏倚为低风险(C11),其余研究未提及相关信息则偏倚风险为不确定。1 项研究虽然提及对受试者和研究人员实施盲法,但未详细描述实施过程(C11),考虑到针灸实施的特殊性,不能确定盲法是否适当,其余研究均无提及对受试者和研究人员设盲,故偏倚风险均为不确定。1项研究提及对结局评估者实施盲法,其偏倚为低风险(C11),其余研究为不确定。2项研究有脱落病例,1项研究采用意向性治疗分析处理缺失数据,其不完全结局报告偏倚风险为低风险(C11);另1项研究未采用适当的方法处理缺失数据,故偏倚风险为不确定(C4)。其余研究无数据缺失,均为低风险。所有纳入研究均未发表或注册试验方案,其选择性报告研究结果的偏倚风险为不确定。

表 9-2　中医综合疗法随机对照试验的偏倚风险评估

评价条目	低风险偏倚 /n (%)	偏倚风险不确定 /n (%)	高风险偏倚 /n (%)
随机序列产生	2(18.2)	9(81.8)	0(0)
分配方案隐藏	1(9.1)	10(90.9)	0(0)
受试者盲法	0(0)	1(9.1)	10(90.9)
研究人员盲法	0(0)	1(9.1)	10(90.9)
结局评估者盲法	1(9.1)	10(90.9)	0(0)
不完全结局报告	10(90.9)	1(9.1)	0(0)
选择性报告研究结果	0(0)	11(100)	0(0)

2. 疗效评价指标

共纳入 7 项研究(C3~C5,C8~C11)。1项研究报道的中医疗法组和对照组数据无法进行二次分析(C11),因此不纳入评价。1项研究报道了治疗前后 Pillsbury 痤疮病情分级(分Ⅰ～Ⅳ级)变化(C9),分别将Ⅰ级和Ⅱ级合并,Ⅲ级和Ⅳ级合并,两组基线水平无统计学差异,具有可比性。结果显示治疗结束时两组病情分级有显著统计学差异,中药 + 火针组(82.5%)Pillsbury Ⅰ/Ⅱ级(轻中度)痤疮患者比例比克林霉素凝胶 + 他扎罗汀乳膏组(63.3%)高;中药 + 火针组(17.5%)Pillsbury Ⅲ/Ⅳ级(中重度)痤疮患者比例比克林霉素凝胶 + 他扎罗汀乳膏组(36.7%)低。组内比较显示中药 + 火针组的Ⅲ/Ⅳ级患者比例从 66.3% 下降到 17.5%,下降幅度比对照组(65.0% → 36.7%)更明显,提示中药联合火针治疗能够改善痤疮严重程度(表 9-3)。

表 9-3　中药 + 火针 vs. 克林霉素凝胶 + 他扎罗汀乳膏：Pillsbury 痤疮分级

观察时点	Pillsbury 分级	中药 + 火针 /n（%）	克林霉素凝胶 + 他扎罗汀乳膏 /n （%）	组间比较效应值 / RR［95% CI］
基线	Ⅰ + Ⅳ级	27/80（33.7%）	21/60（35.0%）	0.96［0.61, 1.53］
	Ⅲ + Ⅳ级	53/80（66.3%）	39/60（65.0%）	1.02［0.80, 1.30］
治疗结束	Ⅰ + Ⅳ级	66/80（82.5%）	38/60（63.3%）	1.30［1.05, 1.62］*
	Ⅲ + Ⅳ级	14/80（17.5%）	22/60（36.7%）	0.48［0.27, 0.85］*

注：* 有统计学意义。

其他纳入研究的分析结果详见表 9-4。其中，针刺联合刺络拔罐放血治疗较口服异维 A 酸 GAGS 评分低（MD –22.6［–4.00, –0.32］）（C10）。2 项研究报道了有效率（C5, C10）。在症状改善 ≥ 50% 方面，1 项研究结果提示中药联合针刺组是外用维 A 酸联合氯霉素酊组的 1.15 倍（［1.05, 1.26］）（C5）；另 1 项研究结果显示，针刺联合刺络拔罐放血与口服异维 A 酸疗效相比无统计学意义（RR 1.22［0.98, 1.52］）（C10）。3 项研究报道了复发率，但对复发率的定义和测量时点各不相同。1 项研究对痊愈和显效的患者在治疗结束后 2 个月进行随访（C3），参照 2002 年《中药新药临床研究指导原则》，结果显示与口服异维 A 酸组相比，火针 + 针刺 + 梅花针 + 拔罐组的复发率较低（RR 0.26［0.09, 0.84］）。1 项研究显示对治愈患者在治疗结束后 6 个月时随访，针刺 + 艾灸 + 放血组与口服异维 A 酸组的复发率无统计学差异（RR 0.21［0.01, 4.45］）（C4）。另 1 项研究亦有类似结果，中药联合埋线组与口服阿奇霉素联合外用过氧化苯甲酰凝胶组在治疗结束后 6 个月时的复发率无统计学差异（RR 0.57［0.32, 1.01］）（C8）。

表 9-4　中医综合疗法随机对照试验证据汇总

干预组	对照组	结局指标	研究数量	患者人数	效应量（MD/RR, 95% CI）	纳入研究
针刺 + 刺络拔罐放血	口服异维 A 酸	GAGS	1	60	MD –2.16［–4.00, –0.32］*	C10

续表

干预组	对照组	结局指标	研究数量	患者人数	效应量(*MD/RR*, 95% *CI*)	纳入研究
中药 + 针刺	外用维A酸 + 氯霉素酊剂	有效率	1	320	*RR* 1.15 [1.05, 1.26]*	C5
针刺 + 刺络拔罐放血	口服异维A酸	有效率	1	60	*RR* 1.22 [0.98, 1.52]	C10
火针 + 针刺 + 梅花针 + 拔罐	口服异维A酸	复发率(治愈、显效患者) 治疗结束后2个月	1	53	*RR* 0.26 [0.08, 0.84]*	C3
针刺 + 艾灸 + 放血	口服异维A酸	复发率(治愈患者) 治疗结束后6个月	1	19	*RR* 0.21 [0.01, 4.45]	C4
中药 + 埋线	口服阿奇霉素 + 外用过氧化苯甲酰凝胶	复发率(所有患者) 治疗结束后6个月	1	120	*RR* 0.57 [0.32, 1.01]	C8

注:* 有统计学意义。

3. 中医综合疗法治疗痤疮的安全性

9项研究(C1~C7,C9,C11)报道了中医综合疗法组的安全性指标。1项研究报道无不良事件发生(C11)。3项研究(C3,C6,C9)报道干预组(共138例患者)发生的不良事件,包括13例轻度面部潮红和瘙痒(C9,中药 + 火针),3例胃部不适(C6,中药 + 火针),2例患者出现面部烧灼感和施术部位轻微疼痛泛红(C3,火针 + 针灸 + 梅花针 + 拔罐)。8项研究报道了对照组的不良事件(C1~C7,C9),其中包括皮肤黏膜干燥、脱屑、红斑、瘙痒等常见的不良反应,以及月经失调、肠胃不适、鼻出血、血脂升高等。结果显示干预组发生不良反应例数比对照组少。

三、中医综合疗法临床研究证据总结

目前获得的临床研究证据显示,中医综合疗法最常用的治疗措施是针刺＋刺络拔罐放血疗法、中药＋火针和中药＋针刺,所有纳入研究都使用了针灸疗法。被临床指南和教科书推荐的同时又是临床研究常用的穴位包括合谷、曲池、大椎和足三里。

来自单个 RCT 研究的结果显示,中药联合火针、针刺联合刺络拔罐放血疗法可减轻痤疮严重程度;中药联合针刺可改善临床症状提高临床有效率;火针、针刺、梅花针联合拔罐治疗可降低痤疮复发率(治疗结束后 2 个月)。临床研究报道的中医综合疗法不良事件普遍较轻,较对照组发生例数少,提示中医综合疗法安全性较好。

上述结果可供临床医师在实践过程中参考应用。但由于纳入的 RCT 研究数量较少,目前支持中医综合疗法治疗寻常痤疮的证据有限,日后需要更多高质量临床研究支持。

参 考 文 献

DOSHI A, ZAHEER A, STILLER M J. A comparison of current acne grading systems and proposal of a novel system [J]. International Journal of Dermatology, 1997, 36 (6): 416-418.

纳入研究文献

研究编号	参考文献
C1	艾霞,于远望.针刺治疗寻常性痤疮 40 例[J].陕西中医,2013,34(8):1049-1050.
C2	陈国勤,周聪和,王海鹰.从肝肾论治配合耳穴贴压治疗成年女性痤疮 62 例[J].中国中医药信息杂志,2009,16(10):66.
C3	陈立国,刘建武.针刺与西药治疗重度痤疮疗效对比观察[J].实用中医药杂志,2014,30(5):442-444.
C4	赖少兰.针灸改善难治性痤疮痰湿体质 30 例[J].陕西中医,2010,31(10):1385-1387.

续表

研究编号	参考文献
C5	王晓霞,韩铁军,王夏青,等.针刺配合中药外敷治疗寻常痤疮的临床疗效观察[J].中国中医基础医学杂志,2010,16(12):1158-1159.
C6	杨徐.自拟消痤汤结合火针治疗囊肿型痤疮疗效观察[J].光明中医,2015,30(11):2347-2348.
C7	姚敏.针刺配合中药面膜治疗寻常性痤疮随机对照临床研究[J].宜春学院学报,2009,31(4):103-104.
C8	赵纪敏,秦鸿利,马松平,等.中药倒模配合埋线治疗寻常型痤疮临床应用观察[J].当代医学,2011,17(15):155-156.
C9	白艳秋,胡素叶,李领娥.李氏三联疗法治疗寻常型痤疮临床观察[J].河北中医,2015,37(10):1491-1493.
C10	欧俊男.体针配合刺络拔罐治疗湿热蕴结型痤疮的临床研究[D].广州中医药大学硕士学位论文,2015.
C11	KIM K S,KIM Y B.Anti-inflammatory effect of Keigai-rengyo-to extract and acupuncture in male patients with acne vulgaris:a randomized controlled pilot trial[J].Journal of Alternative and Complementary Medicine,2012,18(5):501-508.

第十章　中医治疗寻常痤疮的整体证据总结

　　导语：自古至今众多中医药疗法被用于治疗痤疮，尽管部分临床研究证据表明中药、针灸以及其他中医疗法的疗效具有优势，但将来仍需要高质量的临床研究去进一步证实。本章在总结前面章节的证据基础上，对中医药治疗痤疮的古今文献"整体证据"进行归纳总结，为临床决策提供参考依据。

　　寻常痤疮是影响青少年至成人的皮肤科常见疾病，由于多发于面部，影响美观，严重者甚至继发瘢痕，给患者的心理和生活质量均造成很大负担。现代医学常规使用局部治疗或联合系统治疗，根据患者意愿和其他因素选择不同的治疗措施，但常规外用药物或系统药物均可见不良反应，部分患者难以维持治疗；痤疮丙酸杆菌出现越来越多的耐药现象，需严格限制抗生素使用疗程；部分患者对常规药物不敏感，需要寻求其他有效的治疗方法，故目前中医药治疗越来越受到重视。中医药治疗包括痤疮在内的皮肤疾病历史悠久，很多方药、特色疗法存在临床价值。

　　本书分章节对中医药治疗痤疮的整体证据进行了分析和总结，包括临床实践指南和专科教科书推荐的一系列中医疗法；中医古籍文献记载的中医药疗法（大部分在现今临床实践中仍有广泛应用）；主要证据来源是从中药、针灸、其他中医疗法以及中医综合疗法四个方面获得的临床研究证据。我们还总结了临床常用的中药、方剂、穴位等，并根据高频中药进行实验研究证据收集，为阐明中药治疗痤疮的内在机制提供了依据。

一、中医辨证分型

　　辨证论治是古今中医临床实践的指导原则。第二章从中医临床指南、教

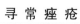

科书及专著中共概括出 6 个证型及对应的治法和方药,部分与第三章古籍文献中提及的证型吻合,包括肺经风热、风邪、痰湿、湿热等。另外古代医家较多提及血热证,而现代中医除血热外亦强调血瘀,一定程度反映了中医对痤疮病因病机认识的不断深入。

在我们纳入的中药治疗类临床研究中有四分之一报道了中医分型,最常见的证型有肺经风热,其余证型可概括为湿热证、风热证、痰瘀证、热证以及冲任不调等几大类,少见的证型包括脾虚湿困证、阴虚证、气虚证。

针灸类临床研究中常见证型为湿热证、风热证、冲任不调证、痰阻证、痰瘀证。单个研究报道有气滞血瘀证、气虚血瘀证、阳虚证、脾胃湿热、热毒炽盛等,结合临床实际这些证型更多可能见于痤疮病程较长的患者。

二、中药疗法的整体证据

本部分对第二章、第三章和第五章的研究证据进行总结。现代临床指南和教科书推荐辨证内服外用方剂和中成药,接近 97.6% 的古籍文献(488/500条)描述了中药治疗,而纳入的 369 项临床研究中有 322 项运用中药治疗(87.3%)。可见自古至今中药是治疗痤疮最主要的疗法。

纳入的临床研究中有 221 项评估了口服中药的疗效(68.6%),53 项为外用中药(16.4%),47 项为口服联合外用中药(14.6%)。Meta 分析结果提示,在痤疮严重程度分级方面,口服中药、口服加外用中药联合阿达帕林与对照组比较疗效更好;在临床有效率方面(参照 1994 年《中医病证诊断疗效标准》),中药、中西医结合治疗优于对照组。此外,虽然很多 Meta 分析结果显示治疗结束时两组差别无统计学差异,但组内与基线对比则均有明显改善。这提示中药治疗可能与西医常规治疗同样有效,且中药疗法的不良反应较少,临床医生在临床实践时可结合患者情况和自身经验考虑运用中药治疗。

三、常用方剂的证据总结

我们基于方剂名统计来源于临床指南、教科书、古籍文献和现代临床研究的方剂。临床研究中大部分使用自拟方,虽然自拟方的组成可能与经典方剂接近,但由于统计的复杂性,这部分自拟方暂未纳入分析,因此统计出来的频次数据可能与真实情况有一定的差异。

口服方剂中最常用的是枇杷清肺饮(表 10-1),除了被指南和教科书推荐使用,还有 11 个古籍条文、11 项 RCT 研究和 15 项非对照试验研究的证据支持。另外,被指南和教科书推荐且被用于临床研究的方剂还包括芩连平胃散、桃红四物汤、二陈汤、逍遥散、茵陈蒿汤(表 10-1)。

表 10-1　常用口服方剂的证据总结表

方剂	临床实践指南和教科书推荐（第二章）	古籍引用（条文数）（第三章）	临床研究证据（第五章）			中医综合疗法（第九章）
			RCTs（研究数量）	CCTs（研究数量）	NCSs（研究数量）	
枇杷清肺饮	是	11	11	0	15	0
芩连平胃散	是	0	0	0	1	0
桃红四物汤合二陈汤	是	0	0	0	1	0
逍遥散	是	0	1	0	0	0
茵陈蒿汤	是	0	2	0	4	0
丹栀逍遥散	是	0	0	0	0	0
二仙汤合知柏地黄丸	是	0	0	0	0	0
海藻玉壶汤合桃红四物汤	是	0	0	0	0	0
五味消毒饮合桃红四物汤	是	0	0	0	0	0
泻白散	是	0	0	0	0	0

目前治疗痤疮的中成药部分源于经典方剂,部分是复方或单味中药有效成分的提取物。来自古籍文献经典方剂的中成药有防风通圣丸、六味地黄丸,两者均被指南和教科书推荐使用,前者被用于 1 项随机对照试验和 1 项非对照研究证据,而后者暂未被纳入的临床研究使用。临床常用而又被指南或

教科书推荐的中成药包括丹参酮胶囊、当归苦参丸、大黄蟅虫丸,其中丹参酮胶囊具有较多临床研究证据,包括 21 项随机对照试验、1 项非随机对照试验和 6 项无对照试验(表 10-2)。

表 10-2　常用口服中成药的证据总结表

中成药	临床实践指南和教科书推荐（第二章）	古籍引用条文数（第三章）	临床研究证据(第五章)			中医综合疗法（第九章）
			RCTs研究数量	CCTs研究数量	NCSs研究数量	
防风通圣丸	是	11	1	0	1	0
六味地黄丸	是	1	0	0	0	0
大黄蟅虫丸	是	0	1	0	3	0
丹参酮胶囊	是	0	21	1	6	0
当归苦参丸	是	0	3	0	0	0
逍遥丸	是	0	0	0	1	0
化瘀散结丸	是	0	0	0	0	0
连翘败毒丸	是	0	0	0	0	0
参苓白术散	是	0	0	0	0	0
香连丸	是	0	0	0	0	0
知柏地黄丸	是	0	0	0	0	0
栀子金花丸	是	0	0	0	0	0
左归丸	是	0	0	0	0	0

　　外用方(中药制剂)是中医临床治疗痤疮的常规措施。颠倒散为痤疮相关古籍文献出现最多的外用方之一,亦被现代指南和教科书推荐使用,在纳入的临床研究中有 4 项随机对照试验和 3 项非对照研究评价其疗效。其他指南和教科书推荐的外用药大多数为现代中药制剂,故无古籍文献证据且缺乏临床研究支持(表 10-3)。

表 10-3　常用外用方（中药制剂）的证据总结表

外用方 （中药制剂）	临床实践指 南和教科书 推荐 （第二章）	古籍引用条 文数 （第三章）	临床研究证据（第五章）			中医综合 疗法 （第九章）
			RCTs 研究数 量	CCTs 研究数 量	NCSs 研究数 量	
颠倒散	是	10	4	0	3	0
金黄膏	是	0	0	0	0	0
硫黄洗剂	是	0	0	0	0	0
三黄洗剂	是	0	0	0	0	0
四黄洗剂	是	0	0	0	0	0
四黄膏	是	0	0	0	0	0
玉露膏	是	0	0	0	0	0

四、针灸疗法的整体证据

针灸相关疗法可作为临床治疗痤疮的另一种选择。指南和教科书推荐的 6 种针灸疗法有 4 种疗法可见于纳入的临床研究。在纳入的古籍文献中未见提及针灸疗法。目前纳入的临床研究 Meta 分析结果提示，针刺治疗与指南推荐的西药治疗对比，可提高临床有效率（临床症状改善 ≥ 50%，参照 2002 年《中药新药临床研究指导原则（试行）》）。单个研究报道结果提示针刺组比较外用维 A 酸乳膏组降低了 GAGS 评分。研究还比较了各组治疗前后的评分变化，结果显示两组均可显著降低痤疮严重程度。由于纳入研究方法学质量不高，故 GRADE 评价的证据质量较低。此外，还有单个研究评价火针联合西药的疗效，结果提示中西医结合疗法可减少皮损数目和改善痤疮严重程度。

常用针灸疗法的证据总结

指南和教科书推荐的针灸相关疗法大多数为临床研究的常用疗法（表 10-4），最常用的方法包括针刺、火针、耳针 / 耳穴压豆、穴位注射。

表 10-4　常用针灸疗法的证据总结表

针灸疗法	临床实践指南和教科书推荐（第二章）	古籍引用条文数（第三章）	临床研究证据（第七章）			中医综合疗法（第九章）
			RCTs研究数量	CCTs研究数量	NCSs研究数量	
针刺	是	0	4	0	3	7
火针	是	0	7	0	4	3
耳针/耳穴压豆	是	0	1	0	2	1
穴位注射	是	0	1	0	2	0
埋线	是	0	0	0	0	0
耳穴放血	是	0	0	0	0	0

注：部分临床研究使用了两种或以上的针灸疗法，例如针刺联合火针，这些疗法被分开计算频次。

　　综合各种类型的证据（表 10-5），临床常用穴位包括皮损患处或阿是穴（16项研究）、曲池（14 项研究）、肺俞（11 项研究）、足三里（11 项研究）与合谷（10 项研究）等。痤疮常见的中医证型之一为肺经风热证，而曲池具有清热解表散风的功效，合谷有清热解表的功效，这两个穴位可作为治疗肺经风热证或热证痤疮的主要穴位。足三里是穴位注射、针刺、埋线的常用穴位之一，有健益脾胃、燥湿之功，亦可作为痰湿证、脾虚湿困证的辨证取穴。皮损患处或阿是穴一般是火针疗法的治疗部位。耳穴中的内分泌穴有调节人体内分泌的功能，分泌物功能失调、雄性激素分泌旺盛为痤疮的主要发病机制之一，故该穴位也是临床常用耳穴。

表 10-5　常用穴位的证据总结表

穴位	临床实践指南和教科书推荐（第二章）	古籍引用条文数（第三章）	临床研究证据（第七章）			中医综合疗法（第九章）
			RCTs研究数量	CCTs研究数量	NCSs研究数量	
皮损患处（阿是穴）	是	0	8	0	3	5
曲池	是	0	4	0	6	4
肺俞	是	0	2	0	8	1

续表

穴位	临床实践指南和教科书推荐（第二章）	古籍引用条文数（第三章）	临床研究证据（第七章）			中医综合疗法（第九章）
			RCTs研究数量	CCTs研究数量	NCSs研究数量	
足三里	是	0	3	0	4	4
合谷	是	0	3	0	3	4
攒竹	是	0	0	0	0	1
膈俞	是	0	0	0	5	1
脾俞	是	0	1	0	2	0
胃俞	是	0	1	0	1	1
太阳	是	0	1	0	1	2
大椎	是	0	2	0	2	3
百会	是	0	0	0	0	1
手三里	是	0	0	0	0	0
面颊	是	0	0	0	1	0
尺泽	是	0	0	0	0	1
颧髎	是	0	2	0	2	2
血海	是	0	0	0	1	2
四白	是	0	1	0	1	2
颊车	是	0	1	0	1	1
下关	是	0	0	0	2	0
耳穴						
内分泌	是	0	1	0	3	1
额区	是	0	0	0	0	0
皮质下	是	0	0	0	2	0
缘中	是	0	0	0	0	0
胃	是	0	0	0	2	0
肺	是	0	2	0	1	0
心	是	0	0	0	1	0
交感	是	0	0	0	0	0

注：部分临床研究使用了两种或以上的针灸疗法，例如针刺联合火针，这些疗法中穴位被分开计算频次。

五、其他中医疗法的整体证据

临床指南和教科书推荐治疗痤疮的其他中医疗法有刺络拔罐放血疗法和自血疗法,但缺乏古籍文献支持。有随机对照试验和非对照试验评估了这两种疗法治疗痤疮的疗效(表 10-6)。单个研究的结果显示,与西药治疗(口服异维 A 酸、外用维 A 酸乳膏和克林霉素磷酸酯凝胶)比较,自血疗法可提高临床有效率(皮损和症状改善 ≥ 30%,参照 1994 年《中医病证诊断疗效标准》);中西医结合治疗(刺络拔罐放血疗法联合异维 A 酸红霉素凝胶)可减少痤疮皮损数目(丘疹、脓疱和结节)。但由于研究的数量较少,且存在方法学缺陷,因此这些疗法的潜在疗效和优势未能充分证实。

表 10-6　常用其他中医疗法的证据总结表

其他中医疗法	临床实践指南和教科书推荐(第二章)	古籍引用条文数(第三章)	临床研究证据(第八章)			中医综合疗法(第九章)
			RCTs研究数量	CCTs研究数量	NCSs研究数量	
刺络拔罐放血	是	0	1	0	3	4
自血疗法	是	0	4	0	0	0

注:部分中医综合疗法的临床研究使用了两种或以上疗法,例如针刺联合刺络拔罐放血,这些疗法被分开计算频次。

六、证据局限性

古籍文献方面,选择痤疮病名的检索词可能尚全不面,这可能对检索结果有一定影响。在筛选痤疮相关条文的过程中,对古籍条文内容的理解可能存在差异,因此为了提高对条文内容判断的准确性,由两位皮肤科临床医生分别对条文进行评分,然后将两者结果进行对比,针对意见不一致的条文再进行讨论,最后得出判断结果。但仍可能存在主观判断偏差导致的偏倚。

现代文献检索中,我们尽量涵盖了中医药治疗相关的检索词以保证完整性,并对 9 个中英文数据库和相关临床试验注册平台进行了全面检索,但仍然可能有少量文献未被检出,这可能对结果有一定影响。

结局指标方面,国内临床研究常以定义不同的有效率来评价疗效,甚至很多研究只报道有效率。为了尽量保证结局指标的同质性,预先制定的纳入标准只纳入三个有效率的标准(2002 年《中药新药临床研究指导原则(试行)》,1994 年国家中医药管理局颁布的《中医病证诊断疗效标准》,2010 年《临床疾病诊断与疗效判断标准》)。

纳入的绝大多数研究均未对受试者进行病情严重程度的分层处理,例如文中只描述纳入 Pillsbury 分级 Ⅰ~Ⅳ 级患者,但未说明每个分级具体的患者例数。虽然对照组措施基本是西医指南推荐的治疗用药,但亦未具体说明对照组中不同分级的患者是否进行不同的治疗措施,例如轻中度患者(Ⅰ~Ⅱ级)是否只接受局部用药,中重度患者(Ⅲ~Ⅳ级)是否联合系统药物治疗。因此本书获得的数据只呈现中医药治疗寻常痤疮的整体证据,而不能针对不同严重程度分级的痤疮患者做出结论。虽然本书已根据病程、疗程、对照措施等疗效影响因素尽可能地进行了亚组分析,但当无法进行亚组分析时,应注意Meta 分析结果的适用性。多数纳入研究均存在缺乏盲法、分配方案隐藏等方法学局限性,GRADE 评价的证据质量不高,因此影响了研究结果的可靠性,应对结论进行谨慎解释。

七、临床指导意义

医疗卫生保健越来越多地转向循证实践,这意味着中医药研究的发展将越来越多地依赖于临床研究证据的支持。现代中医药不仅作为一门独立的医学,也越来越多地与西医常规治疗联合使用,因此应从整体角度去考虑和探索中医、中西医结合治疗的优势。针对痤疮的治疗,患者依从性已被认为是影响疗效的主要因素之一,应更多地鼓励患者参与到自身的医疗保健管理中。

随着中医临床试验的开展,中医药治疗痤疮的临床研究证据也逐渐增多。从目前获得的证据显示,口服中药、口服中药联合西药或者外用中药均可改善痤疮严重程度分级及提高临床有效率。针对单方的单个研究证据结果显示,丹参酮胶囊可减少皮损数目,枇杷清肺饮、丹参酮胶囊、当归苦参丸可降低痤疮严重程度分级,枇杷清肺饮和颠倒散联合枇杷清肺饮可提高有效率。这些方剂也被指南和教科书推荐使用(第二章)。故临床医生可根据患者个体情况考虑运用上述方剂治疗痤疮。

维A酸类药物、过氧苯甲酰凝胶等西药的常见不良反应为皮肤干燥、脱屑、刺激等,尽管这些药物已被证实对痤疮有效,但此类不良反应也是导致部分患者不能坚持治疗或依从性降低的重要原因之一。从第五章统计的不良反应情况来看,中药组或者中西医结合组发生的皮肤不良反应(如皮肤潮红、脱屑、干燥、瘙痒等)比对照组少。由此可见,无论是外用还是口服中药治疗均可能对痤疮患者皮肤起到保护作用,尤其是具备养阴润燥功效的中药或方剂可起到减轻西药不良反应的作用。

虽然纳入的针灸疗法相关研究不多,但临床上针灸疗法仍然是治疗痤疮的重要手段。目前临床研究证据显示,针刺和火针治疗可改善临床症状、减轻痤疮严重程度,另外火针治疗亦可减少皮损数目。临床常用穴位包括大椎、曲池和合谷。临床医生可结合自身经验和患者情况参考运用上述结果。

八、研究指导意义

中医药治疗痤疮的临床研究日益增多,为评价中医、中西医结合对痤疮的疗效提供更多的证据,这也是指导循证临床实践的基础。现有证据显示中药与针灸治疗对改善痤疮严重程度与症状有效,然而临床研究的质量仍有待进一步提高。很多临床研究只报道了有效率指标,但由于大部分有效率为自拟标准或缺乏明确的参考标准,造成很多结果无法被进一步分析。建议日后的临床研究应注重客观指标的评估,如皮损数目、病情严重程度分级等。

临床指南和教科书推荐的大部分中医疗法(尤其是外用药)尚缺乏足够的相关临床研究证据支持,这些推荐的疗法大多是基于专家共识或者总结既往临床经验得出,将来应针对这些疗法开展相关的临床研究来论证其疗效和安全性。

　　从临床研究文献进行统计分析得出的高频中药,现有相关实验室研究证据支持大部分高频中药具有治疗痤疮的抗炎疗效机制,这也为以后的新药开发提供依据。其他缺乏实验室证据的中药作用机制仍不清楚,因此日后需要更多的实验研究去进一步阐述其作用机制。

　　本书纳入的临床研究只针对青春期至成年人的寻常痤疮,而未对青春期前痤疮、女性迟发性痤疮、高雄性激素性痤疮(合并多囊卵巢综合征)等特殊类型的临床研究进行评估。由于这些特殊类型的痤疮患者正逐渐增多,故在日后的研究中有必要对中医药治疗特殊类型痤疮的疗效进行评价。

临床研究设计的指导意义

　　许多纳入的研究存在方法学缺陷或样本量较小,多数 RCT 研究的偏倚风险被评估为不确定。应采用科学严谨的方法设计与报告随机对照试验,尤其要注意正确使用并详细描述随机方法、分配隐藏方案、盲法等关键细节,以及保证检验效能的样本量。绝大部分纳入的研究均未进行临床试验注册,亦未发表相关的试验方案。临床试验应公开发表试验方案,并在实施前进行注册登记,以提高报告的透明度。

　　众所周知痤疮是一个慢性过程且容易复发,部分指南用药例如抗生素是不推荐长期使用的。目前大部分中医临床研究的疗程较短,并很少报道随访及复发率,因此缺乏对中医治疗长期效果的评价。今后的临床研究应更着重于验证中医药治疗痤疮的长期疗效和安全性,从而证实中医治疗可成为痤疮患者一个可行、有效、安全的治疗选择。在报道复发率方面,应详细说明复发率的观察时点、患者例数、计算方法、病情复发的程度等。另外长期疗效亦应包括生活质量的评价,已知痤疮常给患者带来严重的精神心理负担,研究人员在规划研究设计时应考虑纳入生活质量相关的结局指标。

中医治疗讲究理法方药,辨证论治是核心,故研究者应解释中医干预措施的选择依据并提供详细信息,例如受试者的辨证分型,中药或方剂的名称、组方、剂量和给药途径,针灸疗法的穴位选择,方剂或穴位处方加减法细节等,以更好地指导临床实践。为进一步阐述中药的疗效机制,应对中药方剂的组成成分进行鉴定和描述,包括活性成分的具体含量。中医临床研究报告应遵循 CONSORT 声明的中药扩展版要求,STRICTA 关于针刺临床试验的要求和 CONSORT 声明的艾灸扩展版要求。

当代中医治疗痤疮的许多研究结果都显示其潜在的优势,然而由于研究存在方法学缺陷,如随机分配方案及其隐藏和盲法的实施,影响了研究结论的可靠性。同时,临床指南和教科书推荐的部分疗法仍缺乏有力的临床证据支持,今后应侧重于通过高质量的临床研究去论证这些疗法的疗效和安全性。

参 考 文 献

1. NAST A, DRENO B, BETTOLI V, et al. European evidence-based (S3) guidelines for the treatment of acne [J]. Journal of the European Academy of Dermatology and Venereology, 2012, 26 (Suppl 1): 1-29.

2. THIBOUTOT D, GOLLNICK H, BETTOLI V, et al. New insights into the management of acne: an update from the Global Alliance to Improve Outcomes in Acne group [J]. Journal of the American Academy of Dermatology, 2009, 60 (Suppl 5): s1-50.

3. ZAENGLEIN A L, PATHY AL, SCHLOSSER B J, et al. Guidelines of care for the management of acne vulgaris [J]. Journal of the American Academy of Dermatology, 2016, 74 (5): 945-973.

4. FUHRMANN T, SMITH N, TAUSK F. Use of complementary and alternative medicine among adults with skin disease: updated results from a national survey [J]. Journal of the American Academy of Dermatology, 2010, 63 (6): 1000-1005.

5. MA C, SIVAMANI R K. Acupuncture as a treatment modality in dermatology: a systematic review [J]. Journal of Alternative and Complementary, 2015, 21 (9): 520-529.

6. DEADMAN P, AL-KHAFAJI M. A Manual of Acupuncture [M]. Hove, United Kingdom: Journal of Chinese Medicine, 2001.

7. 国家中医药管理局 . 中医病证诊断疗效标准 [S]. 南京 : 南京大学出版社 , 1994.

8. 王蔚文 . 临床疾病诊断与疗效判断标准 [S]. 北京 : 科学技术文献出版社 , 2010.

9. EICHENFIELD L F, KRAKOWSKI A C, PIGGOTT C, et al. Evidence-based recommendations for the diagnosis and treatment of pediatric acne [J]. Pediatrics, 2013, 131 (Suppl 3):

S163-186.

10. DRENO B, POLI F. Epidemiology of acne [J]. Dermatology, 2003, 206 (1): 7-10.

11. GAGNIER J J, BOON H, ROCHON P, et al. Reporting randomized, controlled trials of herbal interventions: an elaborated CONSORT statement [J]. Annals of Internal Medicine, 2006, 144 (5): 364-367.

12. MACPHERSON H, ALTMAN D G, HAMMERSCHLAG R, et al. Revised Sandards for Reporting Interventions in Clinical Trials of Acupuncture (STRICTA): Extending the CONSORT statement [J]. Journal of Evidence-based Medicine, 2010, 3 (3): 140-155.

13. CHENG C W, FU S F, ZHOU Q H, et al. Extending the CONSORT statement to moxibustion [J]. Journal of Integrative Medicine, 2013, 11 (1): 54-63.